ANNA CAVELIUS

INTERVALL-FASTEN

ANNA CAVELIUS

INTERVALL-FASTEN

Mit stundenweisen Essenspausen
nachhaltig schlank

SCORPIO

Liebe Leserin, lieber Leser,
alle Inhalte in diesem Buch wurden gewissenhaft erstellt und sorgfältig
geprüft, die Vorschläge, Übungsanleitungen und Rezepte haben sich in
der Praxis bewährt.
Danke, dass Sie in eigener Verantwortung prüfen, inwieweit Sie die
Anregungen umsetzen möchten, da sie keinen Ersatz für kompetenten
medizinischen Rat bieten. Eine Haftung der Autorin bzw. des Verlags
und seiner Beauftragten für Personen-, Sach- oder Vermögensschäden
ist ausgeschlossen.

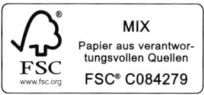

5. Auflage 2019

© 2017 Scorpio Verlag GmbH & Co. KG, München
Umschaggestaltung: Favoritbuero, München
Layout und Satz: Veronika Preisler, München
Illustrationen: Freepik und Veronika Preisler
Lektorat: Angela Hermann-Heene
Druck und Bindung: Print Consult, München
ISBN 978-3-95803-073-2
Alle Rechte vorbehalten

Mehr über unsere Bücher:
www.scorpio-verlag.de

INHALT

INTERVALLFASTEN
SCHRITT FÜR SCHRITT   79

BESSER ESSEN   129

WIE (INTERVALL-)FASTEN
Ihr Leben bereichert

Die meisten Menschen sind es gewohnt, rund um die Uhr und überall zu essen – ein Fruchtjoghurt zwischen Frühstück und Mittagessen, ein paar Schokoladenriegel, vielleicht noch ein Glas Cola oder eine große Latte Macchiato oder eine Tafel Schokolade, um das Nachmittagstief zu überwinden, eine Breze auf dem Heimweg – was man so alles nebenher zusätzlich zu den Hauptmahlzeiten zu sich nimmt, ist einem oft gar nicht mehr bewusst. Solche für die westliche Wohlstandsgesellschaft typischen Ernährungs- und Lebensgewohnheiten machen jedoch dick, schlecht gelaunt und auf lange Sicht krank. Da helfen auch keine Reduktionsdiäten, denn nach den meisten lässt der Jo-Jo-Effekt ganz schnell grüßen. Nach zwei Wochen Hungern und der Rückkehr zu den alten Essgewohnheiten sind hoppladihopp drei Kilogramm mehr auf den Hüften. Also: Was tun, wenn man weder Lust und Zeit hat, sich mit medizinischen Ernährungsprogrammen auseinanderzusetzen, noch dauerhaft auf das Stück Kuchen, ein 4-Gänge-Menü oder auch mal einen Burger mit Pommes zu verzichten?

Ganz einfach. Das Zauberwort heißt: Essenspause. Und das kann jeder umsetzen, jederzeit und überall. Das Einzige, was Sie dafür brauchen, ist ein Minimum an Disziplin – zumindest am Anfang. Die Form des Kurzzeitfastens gibt es in verschiedenen Zeitabschnitten, ganz nach Bedarf und Belieben. Dabei wechseln sich Fastenphasen von unterschiedlicher Dauer mit Phasen der Nahrungsaufnahme ab. Die Fastenphasen reichen dabei von fünf Stunden Essenspause zwischen drei Hauptmahlzeiten über das Weglassen nur einer Mahlzeit bis hin zu Fastentagen, die sich mit »normalen« Esstagen abwechseln. Das Tolle daran: Auf lange Sicht bekommen Sie so nicht nur den Speck weg, weil Ihr Stoffwechsel lernt, von Ihren Reserven zu leben, sondern Sie fühlen sich auch besser und herrlich unbeschwert (vom Sparfaktor für die Haushaltskasse ganz abgesehen). Der größte Vorteil liegt jedoch darin, dass Sie eine neue Einstellung zum Essen und zur Qualität Ihrer Nahrungsmittel gewinnen. Denn ohne das richtige Essen nach den Pausen macht Fasten einfach keinen Sinn, sonst würde das Ganze auf lange Sicht in eine Essstörung münden. Fakt ist, dass Intervallfasten die Trendmethode ist, um langsam, aber sicher schlanker, fitter und gesünder zu werden.

Im ersten Kapitel des Buches erfahren Sie, warum wir so oft das Falsche essen und warum moderne Nahrung und ein Stoffwechsel, der noch im Steinzeitmodus tickt und auf Sparen eingestellt ist, nicht zusammenpassen. In diesem Zusammenhang ist es auch wichtig zu wissen, welche Nährstoffe wir wirklich brauchen und auf welche man getrost verzichten kann, damit wir vom Essen nicht zunehmen, sondern zwischen den Fastenphasen unser Wunschgewicht halten können. Daher behandle ich diesen entscheidenden Punkt besonders ausführlich. Im zweiten Kapitel erkläre ich Ihnen, warum das Fasten guttut und allen möglichen und zum Teil schwerwiegenden (Zivilisations-)Beschwerden vorbeugt. Im dritten Teil des Buches zeige ich Ihnen Schritt für Schritt, wie das Intervallfasten geht und wie Sie es ganz locker in Ihren Alltag einbauen können. Dazu gibt es noch ein paar wichtige Tipps zur Unterstützung und zum Durchhalten. Mit den köstlichen, kalorienarmen Rezepten ab Seite 135 können Sie dann Ihr neues Gewicht problemlos auch an den Esstagen halten. Und wenn Ihnen doch einmal nach Kartoffelsalat und Wiener Schnitzel ist und es hinterher noch eine Tiramisu sein soll, nur zu. Dann legen Sie einfach am nächsten Tag wieder eine Pause ein – solange es die Ausnahme bleibt und nicht zur Regel wird, ist das gar kein Problem.

Viel Spaß & Erfolg wünscht Ihnen
Anna

SCHWERE ZEITEN

Noch nie war es so einfach, dick zu werden, wie heute. Das klingt zynisch, ist aber leider wahr. Trotzdem müssen wir nicht Opfer eines überbordenden Lebensmittelangebots sein. Hier erfahren Sie, was uns dick werden lässt, warum Diäten keine Lösung sind, um Ihr Wohlfühlgewicht zu erreichen, und was Sie wirklich (zu essen) brauchen.

WARUM UNSER
LEBENSSTIL *so dick macht*

Vor gut 30 Jahren war Übergewicht in den westlichen Industriegesellschaften noch kein großes Thema. Wenn man durch eine Stadt lief, begegnete man in der Regel normalgewichtigen Menschen, auch die allermeisten Kinder waren schlank. Deutlich zu viel auf den Rippen zu haben war nur ein gesundheitlicher Risikofaktor von vielen und wurde von Ärzten nicht als Krankheitsursache wahrgenommen. Davon kann (leider) heute keine Rede mehr sein: Adipositas, also Fettleibigkeit, die der Gesundheit auf Dauer schaden kann, hat sich in relativ kurzer Zeit zur Volkskrankheit entwickelt. Mehr als die Hälfte der Bundesbürger gilt mittlerweile als zu dick und schafft es nicht, bis ins höhere Alter das Normalgewicht zu halten. Zwei von drei Männern und jede zweite Frau hat Übergewicht. 23 Prozent der Männer und 24 Prozent der Frauen sind sogar adipös, also stark übergewichtig. Das geht aus dem letzten Ernährungsbericht der Deutschen Gesellschaft für Ernährung e.V. (DGE) hervor. Dabei will niemand dick sein, die Treppe nur noch schnaufend nach oben kommen und nie in seine Lieblingsklamotten passen.

Wunsch und Wirklichkeit klaffen weit auseinander. Wir träumen von einem gesunden und glücklichen Leben. Wir tun uns jedoch offenbar nicht leicht, so zu leben, dass wir uns gesund ernähren, genug bewegen – und zugleich entspannen und das Leben genießen können. Was hindert uns bloß daran, den sogenannten inneren Schweinehund zu überwinden, der uns von einem achtsamen Lebensstil und unserem Wohlfühlgewicht (siehe Seite 48) abhält? Um so zu leben, dass es einem guttut, müssten die meisten Menschen einiges an ihrem Alltag ändern. Diese Hürden erscheinen oft zu hoch, denn ist das Leben nicht schon anstrengend genug? Doch keine Sorge, es ist gar nicht so schwer, wie Sie vielleicht denken! Vielleicht erkennen Sie die Ursachen für Ihr Unwohlsein in den folgenden Abschnitten wieder, denn so sieht der Alltag des Großteils von uns heutzutage aus. Doch es gibt eine Lösung für diese sich gegenseitig bedingenden und einander hochschaukelnden Probleme. Verändert man einen Baustein im Kleinen (das Ess- und Nichtessverhalten), lässt sich auch der Rest leichter in Schwung bringen: Sie fühlen sich rasch wohler und beginnen insgesamt besser auf sich zu achten.

DICK DURCH DAUERSITZEN

Im 19. Jahrhundert und erst recht davor, verdienten die allermeisten Menschen ihr Geld und Brot, indem sie hart körperlich arbeiteten. Heute nehmen uns Maschinen vieles ab. Immer mehr von uns arbeiten im Büro, als Dienstleister – und nicht als Bauern auf dem Feld oder Arbeiter in der Fabrik. Wir leisten im Kopf mehr, sind jedoch anders als unsere Vorgänger in unserem Berufsleben regelrecht zur körperlichen Untätigkeit gezwungen. Eine Studie der Techniker Krankenkasse zeigt: In Deutschland sitzt jeder im Durchschnitt sieben Stunden pro Tag. Bei jedem Vierten sind es sogar täglich mehr als neun Stunden!

Wer jedoch ständig nur herumhockt und in den Computer- oder Fernsehbildschirm schaut, setzt seinen Stoffwechsel matt und fördert ungewollt Verschleißprozesse. Muskulatur baut sich ab. Damit schwächen wir dieses wichtige Stoffwechselorgan und den Zucker- und Fettverarbeiter Nummer eins in unserem Körper (siehe auch Seite 12). Gleichzeitig wird der Organismus durch Passivität und eine zu energiereiche Ernährungsweise dazu getrieben,

Jeder vierte Deutsche sitzt täglich mehr als neun Stunden.

die durch die Nahrung aufgenommene Energie in Form von Fett zu speichern. Und damit nicht genug: Wenn wir uns zu wenig bewegen, schaden wir auch der eigenen Psyche: Wer sich körperlich anstrengt, kann mehr Glückshormone produzieren. Das macht ausgeglichener. Jeder, der regelmäßig spazieren, joggen, ins Fitnessstudio oder schwimmen geht, hat dies schon erlebt. Und dieses Erlebnis fehlt nun mal in einem schlappen Alltag. Tatsächlich gilt mangelnde körperliche Bewegung als zweithäufigste Ursache von Krankheiten – gleich nach dem Rauchen (!).

Wenn wir hingegen einigermaßen fit sind, können wir uns über mehr Muskeln und Ausdauer freuen, wir können sicherlich auch Stress – und damit den nächsten Dickmacher – besser aushalten. Vielleicht denken Sie jetzt: »Ich habe mir das Buch doch gekauft, um weniger bzw. gezielter zu essen, was schon schwer genug ist, und nicht, um auch noch Sport zu treiben wie ein Verrückter.« Bevor Sie es in die Ecke werfen: Abnehmen funktioniert in erster Linie dann, wenn Sie

a) mehr Energie verbrauchen, als Sie zu sich nehmen, und

b) Ihren wichtigen Energieverbraucher, die Muskeln, einsetzen

Muskeln als Abnehmhilfe

Ohne Muskeln geht nichts, denn jedes Pfund Muskulatur verbraucht rund um die Uhr Energie, selbst im Ruhemodus und vor allem ein Vielfaches mehr als jedes Pfund Fett am Körper. Vergleicht man die Muskulatur mit einem Verbrennungsmotor, so ist Glukose (Zucker) Super-Benzin und Fettsäuren sind Diesel-Treibstoff. Letztere eignen sich zur Versorgung bei weniger anstrengenden Aktivitäten oder Ausdauerleistungen, das

»Glukose-Benzin« ist gut für schnellere und anstrengende Manöver. Außerdem braucht unser Gehirn Zucker. Unsere Muskelzellen können – je nach Bedarf – Diesel und Benzin gemeinsam nutzen und auch das Mischungsverhältnis bestimmen. Indirekt trägt die Muskulatur so maßgeblich zu einem stabilen Fett- und Zuckerstoffwechsel bei. Insbesondere Fett kann wesentlich nur in der Muskulatur verbrannt werden.

Muskeln bekommen Sie allerdings nur, wenn Sie körperlich aktiv sind. Das heißt nicht, dass Sie jetzt ein umfangreiches Joggingprogramm absolvieren müssen (obwohl das durchaus hilfreich wäre). Es geht vielmehr um regelmäßige Aktivitäten im Alltag, und die lassen sich durch mehr Wege zu Fuß, Haushaltsarbeit und vielleicht durch einen Extra-Spaziergang locker einbauen. Vielleicht peilen Sie einfach mal 3000 Schritte pro Tag an und versuchen mit der Zeit auf 10 000 zu erhöhen? Ein paar Übungen als Anregung finden Sie ab Seite 126.

DICK DURCH STRESS

Vielleicht geht es Ihnen auch so: Mehr als die Hälfte von fast 5000 befragten Arbeitnehmern in Deutschland fühlen sich bei der Arbeit oder zu Hause sehr häufig oder oft gehetzt. Alle Untersuchungen deuten darauf hin: Leistungsverdichtung, Arbeitstempo und Zeitdruck nehmen seit Jahren zu. Gleichzeitig verschwimmt aber auch die Grenze zwischen Beruf und Freizeit durch Smartphones & Co immer mehr. Die Informationsflut und die ständige Erreichbarkeit lassen das Privat- und Familienleben häufig zu kurz kommen, die realen Kontakte mit Freunden oder im Verein werden weniger gepflegt. So fehlen die lebensnotwendigen Erholungs- und Entspannungsphasen, der Ausgleich für Körper und Seele. Dieser Lebensstil kann nicht gesund sein. Gesundheit heißt, in Balance zu sein, körperlich und seelisch ausgeglichen. Zu viel Stress schwächt aber das Immunsystem, der Körper wird anfälliger für Krankheiten. Dabei kann sich schnell ein ungesunder Mix entwickeln: Ist man über Gebühr belastet, produziert der Körper einen Überschuss an Stresshormonen. Zu spüren ist dies etwa an einer verspannten Muskulatur, den immer wieder auftretenden Rückenschmerzen oder Blockaden. Zugleich schlägt das Herz im Hochfrequenzmodus, was sich in einem zu hohen Blutdruck selbst im Ruhezustand äußern kann. Fast immer kommt dann noch eine ungesunde Ernährung hinzu, denn es soll ja unbedingt alles schnell gehen. Also kauft man etwas »to go« oder ein Fertiggericht mit viel verstecktem Zucker oder Fett. So entsteht eine fatal schlechte Mischung.

DICK DURCH FALSCHE ERNÄHRUNG

Wir haben genug zu essen und zu trinken, so viel wie keine Generation vor uns. Wir müssen uns, zumindest in den westlichen Industriestaaten, nicht darum sorgen, wann und wie wir satt werden. Wir essen aber meist zu viel, zu oft, zu schnell oder nicht das Richtige, weil wir süße Getränke lieben und überhaupt viel zu viel Zucker konsumieren (und kombinieren diesen ungünstigen Ernährungsstil mit einem Alltag, in dem wir lange ohne Bewegungspausen sitzen und dabei unter Hochspannung stehen). Weit über 20 Prozent der Menschen in den Industriestaaten (in den USA rund 34 Prozent) sind deshalb heute bereits so dick, dass sie nach Angaben der Weltgesundheitsorganisation (WHO) eine medizinische Behandlung benötigen. Was aber genau ist so falsch an unserer Ernährung?

Zucker und das Insulinsystem

Chronischer Stress und eine zu zuckerreiche und dabei zu wenig vitalstoffreiche Ernährung führen auf Dauer zu einer Insulinresistenz im Gehirn. Dies wiederum führt dazu, dass wir vermehrt Lust auf Zucker (und Fett) haben. Denn unser Gehirn ist auf eine ausreichende Versorgung mit Zucker angewiesen und meldet sofort, wenn Notstand herrscht. Zucker ist ein Kohlenhydrat (siehe ab Seite 23), das sich in Obst, Getreide, Süßigkeiten, Backwaren und Limos sowie, gut versteckt, in zahlreichen Fertigprodukten aller Art befindet und glücklich macht – zumindest kurzfristig. Es ist der Lieblingstreibstoff des Stoffwechsels, weil er so schön schnell ins Blut wandert. Fett und Eiweiß muss vom Stoffwechsel erst einmal umgebaut werden (siehe Ernährungs-Basics Fett und Eiweiß) und das kostet den Körper Energie. Nach einem Zuckerschub fühlt man sich spürbar wohler, beschwingter, leistungsfähiger, weil der Blutzuckerspiegel – je nach Zuckerart (siehe ab Seite 23) – schnell und stark ansteigt.

Je mehr Zucker wir essen, umso höher ist die Insulinausschüttung.

Sobald der Zucker aus dem Essen im Dünndarm in Glukose (das ist die einzige Form, in der das Gehirn etwas mit Zucker anfangen kann) aufgespalten und diese ins Blut abgegeben wurde, bildet die Bauchspeicheldrüse Insulin. Dieses Schlüsselhormon sorgt dafür, dass der Blutzucker in die Zellen der Muskeln und der Leber wandert. Isst man nun ständig und ohne längere Pausen Zucker- und Stärkereiches, produziert die Bauchspeicheldrüse entsprechend mehr Insulin. Sind die Zellen überfüllt, wird der überschüssige Zucker in Fett umgewandelt und wandert mithilfe des Insulins in die unendlich dehnbaren Fettzellen an Bauch, Beinen und Po. Zugleich blockiert Insulin die Fettverbrennung, was dem Schlüsselhormon auch den Ruf eines Dickmacherhormons eingebracht hat. Irgendwann werden die gestressten Zellen dann unempfindlich gegen Insulin und machen dicht. Das Resultat trotz der Zuckerflut im Blut: Energiemangel in den Zellen, wir fühlen uns schlapp und müde, wir altern schneller, gleichzeitig werden wir immer dicker, obwohl wir gar nicht unbedingt mehr essen. Auch die Blutfettwerte steigen, was gefährlich für Herz und Gefäße ist (siehe auch ab Seite 71). So summieren sich zwei äußerst schädliche Faktoren:

- unsere »moderne« zuckerreiche Kost, die das Insulin- und Hormonsystem im Körper entgleisen lässt, dazu den Darm schädigt und Entzündungsprozesse triggert, sowie

- die Gewohnheit, auf längere Pausen zwischen dem Essen zu verzichten, die nötig wären, um dem Insulinspiegel eine Chance zu geben, wieder auf ein normales Maß zu sinken.

Denn die Zuckerflut macht ständig Hunger auf neue Snacks – ein Teufelskreis (siehe auch Seite 25) entsteht.

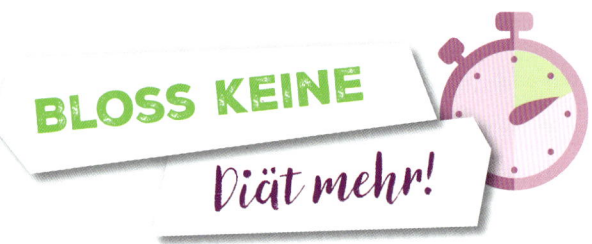

BLOSS KEINE Diät mehr!

Niemand wird gern immer dicker und findet sich einfach mit all den unerwünschten Begleiterscheinungen ab – also liegt der Versuch nahe, mithilfe einer Diät zum Wunschgewicht und zu mehr Gesundheit zu gelangen. Diäten gibt es mittlerweile wie Sand am Meer. Doch ob Sie nun auf Fett verzichten, die Kohlenhydrate weglassen oder bestimmte Eiweißpulver bevorzugen, ob es um die Atkins-, New-York-, oder Dukan-Diät geht – damit lässt sich zwar abnehmen, aber das neu gewonnene Gewicht nicht halten. Entweder fehlen bald wichtige Nährstoffe, weil die Zusammenstellung der Nahrung zu einseitig ist, oder man gerät schnell wieder in seinen alten Ernährungstrott, weil man es nicht aushält, dauerhaft so streng zu verzichten.

DER JO-JO-EFFEKT

Wer auf Blitzdiäten setzt, läuft Gefahr, in den berühmten Jo-Jo-Effekt hineinzugeraten. Das gilt besonders für Menschen, die bereits als Kinder und Jugendliche stark übergewichtig waren und viele Fettzellen gebildet haben. Bei solchen Diäten greift der Körper zuerst die Eiweißreserven an, um daraus Glukose herzustellen, denn das kann der Körper auch. Wir sind deshalb im Grunde gar nicht auf Zuckerzufuhr von außen angewiesen. Indem es an die Eiweißreserven geht, schwindet die fettverbrennende Muskelmasse, vor allem wenn die Diät nicht mit ausreichend muskelerhaltender Bewegung einhergeht. Die Fettreserven bleiben hingegen außen vor. Stattdessen führt der Körper wegen des Nahrungsentzugs ein Leben auf Sparflamme. Weil er auf den Hungermodus umgeschaltet hat, hat sich sein Grundumsatz verändert. Das bedeutet, der Energiebedarf im Ruhezustand für alle Vitalfunktionen wie Atmung und Herzschlag und dergleichen ist erniedrigt und man nimmt selbst bei reduzierter Kalorienzufuhr zu. Das neue Endgewicht ist schließlich höher als das Ausgangsgewicht vor der Diät, der oder die Leidtragende hat sich ein paar neue Pfunde quasi antrainiert und muss womöglich schon wieder neue Hosen oder Kleider kaufen.

IDEAL: ERNÄHRUNGSUMSTELLUNG UND ESSENSPAUSEN

Diäten sind häufig ohne Erfolg, weil sie meist einseitig, radikal und zu streng sind. Manche Forscher gehen sogar davon aus, dass neun von zehn Abspeckkuren keinen anhaltenden Effekt zeigen. Laut Volker Schusdziarra vom Else-Kröner-Fresenius-Zentrum für Ernährungsmedizin der Technischen Universität München bekommen wir nur über eine Umstellung der Ernährung, die individuell auf den Betroffenen abgestimmt sein muss, das Fett wirklich von den Hüften. Dabei spielen auch Essens-pausen eine zentrale Rolle. Denn sie helfen, den Zucker- und Insulinspiegel wieder ins Lot zu bringen und auch die Spiegel der Hunger- und Sättigungshormone, die unter dem Einfluss eines entgleisten Insulinhaushalts ihrerseits entgleisen, wieder auf Normal zu setzen.

Fürs Abnehmen ist das Intervallfasten also ideal, denn nach einer mehrstündigen Fastenpause fällt der Körper nicht in den gefürchteten Sparflammen-Modus. Die Stoffwechselumstellung auf die sparsame Ernährung, bei der auf Körpersubstanzen wie Eiweiß und später Fett zurückgegriffen wird, erfolgt für ge-wöhnlich erst nach ein bis zwei Fastentagen. Also ist die Sorge, dass die eingesparten Kalorien durch das normale Essen am Folgetag gleich wieder doppelt auf den Hüften landen, unbe-gründet. Da Sie nicht dauerhaft auf Ihre Lieblingsspeisen ver-zichten müssen, sondern nur stundenweise oder später, wenn sich Ihr Stoffwechsel an die Pausen gewöhnt hat, zwei Tage in der Woche (siehe ab Seite 87), fällt das Durchhalten viel leichter. Natürlich ist es, wie vorn schon angesprochen, sinnvoll, sich an den Esstagen den Bauch nicht über die Maßen »vollzuschla-gen«, sondern bewusst zu essen und auf die Zusammensetzung der Mahlzeiten zu achten, aber das passiert fast von allein. Ab Seite 22 erhalten Sie außerdem dazu noch Tipps von mir.

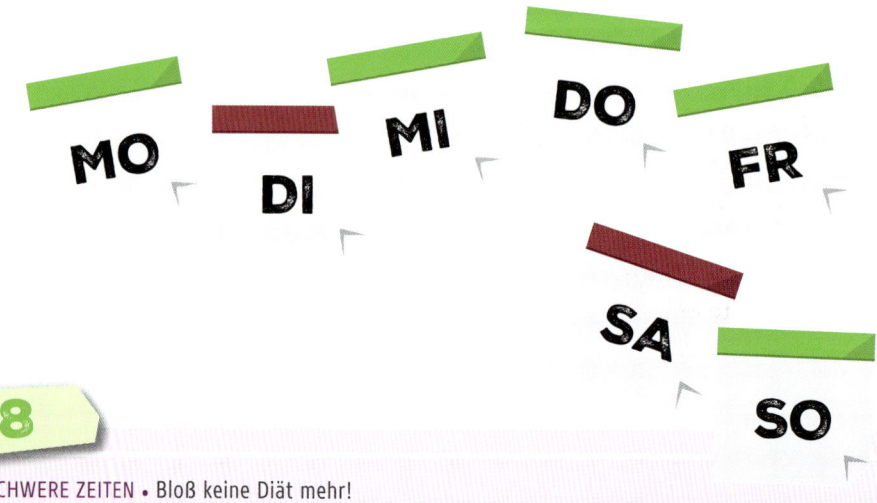

MO   DI   MI   DO   FR   SA   SO

SCHWERE ZEITEN • Bloß keine Diät mehr!

UNSER ERBE:
DER STEINZEIT-*Stoffwechsel*

Unsere Vorfahren lebten gefährlich, aber – gemessen an unserem Alltag – viel gesünder. Als sich vor 40 000 Jahren der sogenannte Cro-Magnon-Mensch zum Jäger weiterentwickelte, wurde seine Ernährung vielseitiger. Größere Mengen Fleisch und Fisch gehörten nun auch zu seiner Ernährung, die eiweiß- und aufgrund des hohen Pflanzenanteils ballaststoff- und zugleich vitalstoffreich war. Gleichzeitig war dieser Prototyp des Nomaden ständig unterwegs, um ausreichend Nahrung zu finden. So ein Jäger konnte täglich 20 bis 30 Kilometer auf den Beinen sein. Er hatte deshalb nicht nur Ausdauer und verfügte über starke Muskeln. Er war auch ein guter Verwerter: Gab es Notzeiten wie Dürreperioden, kalte Winter oder extreme Hitze oder war die Jagd oder das Sammeln nicht erfolgreich, passte sich der Stoffwechsel an: In guten Zeiten konnte dieser gut Nährstoffe speichern und Fett einlagern, um dies in mageren zu verbrennen. Diese Lebensform wirkt noch heute nach, auch wenn uns das nicht bewusst ist: Etwa ein Drittel der Bevölkerung gilt vom Stoffwechseltyp als ein Nomade. Der moderne Nomade legt durch Snacken, wenig Bewegung und eine zu kohlenhydratreiche Kost an Gewicht zu. Ideal sind für ihn alle Ausdauerbelastungen, der 3-Mahlzeiten-Rhythmus mit ca. fünf Stunden Essenspause, Mahlzeiten, die aus reichlich Eiweiß, wenig Kohlenhydraten, viel Ballaststoffen und eher wenigen (und wenn dann nur gesunden) Fetten bestehen (siehe Seite 29), gelegentliches Dinner Cancelling und nächtliche Fastenphasen, vor denen keine Kohlenhydrate verzehrt werden sollten (siehe Seite 22 bzw. Seite 66).

VOM NOMADEN ZUM ACKERBAUERN

Nun hatte sich der Körper der Nomaden beneidenswert gut an die damaligen Lebensumstände und die schwankende Versorgung mit Nahrungsmitteln angepasst. Trotzdem war das Leben alles andere als sorgenfrei: Vergrößerten sich die umherziehenden Sippen, war das Jagdglück für die Mitglieder der Sippe eine Frage von Leben und Tod. Umso wichtiger war es, die Abhängigkeit von der Jagd zu verringern. Die Menschen entwickelten sich deshalb zu Ackerbauern, die sesshaft wurden. Sie lernten, Getreide- und Grassamen zu sammeln und auszusäen, zu ernten und Vorräte zu bilden, um so das ganze Jahr über etwas zu essen zu haben, selbst wenn wieder Notzeiten einkehrten oder die Jäger ohne Beute zurückkamen. Der Stoffwechsel konnte sich auf dieses neue, kohlenhydrathaltige Leben jedoch erst langsam einstellen. Es sollte mehr als 200 Generationen oder 5000 bis 10 000 Jahre dauern, bis die Bauchspeicheldrüse und die Rezeptoren an den Muskelzellen mit dem üppigen Kohlenhydratangebot fertigwurden. Der Körper des Ackerbauern passte sich an die größeren Zucker- und Stärkemengen an. Das gelang aber nur, weil er sich viel bewegte und Muskeln aufbaute. Er lief nicht mehr wie der Nomade viel zu Fuß, verbrannte aber beim Pflügen, Säen, Jäten und Ernten die Energie aus dem Getreidezucker. So gehören heute zwei Drittel der westlichen Bevölkerung genetisch zum Stoffwechseltyp des Ackerbauern. Moderne Ackerbauern müssen darauf achten, dass sie ihre Kraftmuskulatur erhalten, die dafür sorgt, dass sie den Zucker aus den Kohlenhydraten besser verbrennen können, als das bei den modernen Nomaden der Fall ist, deren Ausdauermuskulatur lieber auf Fett als Energielieferant zurückgreift. Aber auch für die modernen Ackerbauern gilt: Essenspausen zwischen den Mahlzeiten und hin und wieder ein Fastentag bei ausreichend Bewegung sind ideal, um das Wohlfühlgewicht zu halten.

Dem Typ Ackerbauer bekommen andere Dinge als dem Nomaden.

Da sich unser Lebensstil und das Nahrungsangebot seit mehr als 100 Jahren so verändert haben, dass unser »veralteter« Stoffwechsel damit überfordert ist, müssen wir unseren Lebensstil wieder mit unserem Stoffwechsel in Einklang bringen, um Übergewicht zu vermeiden. Das kann nur gelingen durch

- gezielte Essenspausen, um den Stoffwechsel wieder umzutrainieren, sodass er erneut von seinen Reserven leben kann, und zugleich

- durch eine bedürfnisgerechte Ernährungsweise, die möglichst zuckerarm, dabei ballaststoff- und vitalstoffreich ist und uns ausreichend mit den Zellbaustoffen Eiweiß und Fett versorgt.

Auf den folgenden Seiten erfahren Sie alles Wissenswerte über eine ausgewogene Ernährung – denn wie sieht der typische Speiseplan heutzutage denn aus? Morgens Brötchen, Cornflakes und Müsli, zwischendurch einen gesüßten Fruchtjoghurt, mittags eine Portion Spaghetti, abends ein paar Brote mit magerer Wurst oder Käse, dazwischen womöglich noch ein bisschen süßes Obst. Wer so isst, geht meist davon aus, sich ausgewogen und gesund zu ernähren, zumal sich bei richtiger Dosierung und etwas Bewegung sogar die gute Figur halten lässt. Dabei werden bei so einer Ernährung aber zu wenig wertvolle Öle und Fette und zu viele Kohlenhydrate gegessen, während das Eiweiß eher zu kurz kommt. Zeit, dass wir besser darauf achten, was wir zu uns nehmen, oder?

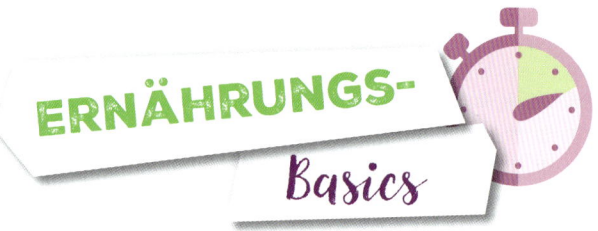

ERNÄHRUNGS-Basics

Egal was wir tun, wir brauchen dafür Energie, tagsüber genauso wie nachts im Schlaf. Diese Energie bekommen wir, indem wir essen und trinken und so bestimmte Nährstoffe über unsere Mahlzeiten aufnehmen. Dazu zählen vor allem Kohlenhydrate, Fette und Eiweiß, bei deren Abbau Energie und bestimmte Grundbausteine für den Körper entstehen. Dabei kommt es aber auf das richtige Verhältnis an: Soll der Stoffwechsel gut laufen und der Körper die Baustoffe gut verwerten können, empfiehlt sich bei der Nahrungszufuhr ein Verhältnis von 45 bis 55 Prozent aus Kohlenhydraten, 30 bis 35 Prozent aus Fett und 20 bis 25 Prozent aus Eiweiß. Nur wie viel Energie braucht der Körper überhaupt? Natürlich hängt das zum Beispiel vom Alter und Geschlecht, vom Gesundheitszustand, der Schwere der Arbeit und klimatischen Bedingungen sowie vom Stoffwechseltyp und individuellen, ererbten Faktoren ab. Der Energiebedarf unterscheidet sich also von Mensch zu Mensch.

Die meisten Menschen profitieren davon, kohlenhydrathaltige Mahlzeiten tagsüber, also morgens und mittags zu verzehren und abends auf Kohlenhydrate zu verzichten. So bleibt der Insulinspiegel niedrig und die Weichen für eine effektive Fettverbrennung in der Nacht sind gestellt. Dieses Grundprinzip für eine gesunde Gewichtskontrolle ohne zu hungern wurde vom Facharzt für Innere Medizin und Ernährungsspezialisten Dr. Detlef Pape entwickelt und unter dem Namen »Schlank im Schlaf« bekannt. Nomadentypen sollten auch tagsüber eher die Kohlenhydratmengen im Blick haben als der Typ Ackerbauer, aber auch dieser profitiert, wenn er abspecken möchte, vom nächtlichen Fastenintervall und sollte daher auf Nudeln und Brot zur Abendmahlzeit verzichten.

Diese Ernährungsweise ist an den menschlichen Biorhythmus angepasst, der Nährstoffe zu unterschiedlichen Tageszeiten und je nach Tagesaktivität unterschiedlich schnell verarbeitet. Außerdem ist es – auch wenn es vielleicht paradox klingt – auch beim Fasten wichtig, dass wir nicht hungern. Denn in diesem Moment stellt sich erstens ein Motivationsproblem ein und zum Zweiten entwickeln wir Hunger auf den schnellsten Energielieferanten Zucker. Daher ist es wichtig, vor einer Fastenphase tagsüber genügend Kohlenhydrate in den Speichern zu haben und nachts auf sie zu verzichten, denn im Schlaf ist noch niemand verhungert, vorausgesetzt er oder sie hat sich gut an sättigendem Eiweiß und wenigen gesunden Fetten sowie volumenreichen, magenfüllenden Salaten und Gemüse satt gegessen. Sie sehen also, auch beim Intervallfasten ist es wichtig, über das Essen Bescheid zu wissen, denn sonst machen die Essenspausen nur schlechte Laune und Hunger. Das Basis-Know-how auf den folgenden Seiten hilft Ihnen, besser zu verstehen, was für Sie selbst gut und richtig ist.

KOHLENHYDRATE

Dahinter verbergen sich organische Verbindungen aus Kohlen-, Wasser- und Sauerstoff – landläufig bekannt auch als Zucker. Kohlenhydrate sind nach den Fetten die zweitwichtigsten Energielieferanten und so etwas wie der Treibstoff im menschlichen Stoffwechsel. Je nach Art ihrer Zusammensetzung werden sie als Einfach-, Zweifach- oder Mehrfachzucker bezeichnet. Im Körper werden sie zunächst aufgespalten, im Dünndarm von der Darmschleimhaut aufgenommen und von dort an das Blut und damit an das Kreislaufsystem abgegeben. Die verschiedenen Einfachzucker wie Fruktose (Fruchtzucker) oder Glukose

(Traubenzucker) werden so über das Blut zur Leber, unserer Stoffwechselfabrik, transportiert. Dort wird die Fruktose umgebaut, sodass daraus das entsteht, was kleine Kinder heute noch in der Apotheke bekommen: Glukose, also Traubenzucker. Besonders unsere grauen Zellen in der Steuerzentrale im Kopf sowie die roten Blutkörperchen benötigen Zucker. Nur: Für die Versorgung müssen Sie nicht täglich Zucker oder andere Kohlenhydrate essen. Der Körper kann Glukose auch selbst in ausreichendem Maße herstellen – schließlich haben der Mensch und seine Vorfahren über Hunderttausende von Jahren ohne Getreideprodukte wie Brot, Nudeln und Reis überlebt.

Gründe für unsere Kohlenhydratsucht

Viele Menschen essen aber trotzdem täglich Zucker und nehmen reichlich Kohlehydrate in sich auf. Das liegt an unseren Genen: Süß schmeckende Nahrungsmittel wie etwa wilde Früchte, Beeren, Knollen oder Wurzeln galten in Urzeiten als ungiftig – im Gegensatz zu bitter oder sauer schmeckenden Nahrungsmitteln. Zugleich war das Angebot an süßer Nahrung stark durch die Jahreszeiten begrenzt, weil süße Früchte eben nur im Sommer erntereif waren. Kein Wunder, dass auch wir nicht selten regelrecht Heißhunger auf ein Eis, Schokoladenkekse oder andere Leckereien haben. Hinzu kommt: Kohlenhydrate sind heute die am billigsten produzierbaren Nahrungskalorien – und damit die weltweit bedeutendste Nahrungsquelle für Mensch und Tier. Je weniger Geld Menschen zur Verfügung haben, desto mehr stärkereiche und dabei ballaststoffarme Getreideprodukte (Weißmehl ohne die wertvollen Getreideschichten), Brot und Backwaren, Kartoffeln, Reis sowie Nudeln landen täglich auf den Tellern. Und da Zucker auch enorm billig ist, gibt es dazwischen für den kleinen Hunger am einfachsten Süßes nach Geschmack, in fester Snackform oder flüssig als Erfrischungsgetränk. Wir werden zu jeder Jahreszeit (besonders im Winter) mit Süßem überschüttet. Und oft wissen wir nicht einmal, wie viel Zucker überall drinsteckt, schlummert er doch im Ketchup genauso wie in vielen Säften, im Fruchtjoghurt genauso wie in zahlreichen Süßigkeiten.

Gefahren des »Zuviel« an Kohlenhydraten

Wir essen unbewusst viel mehr Zucker als den oder die Teelöffel, die wir womöglich in unseren Kaffee oder Tee geben. Das aber ist gefährlich, denn je mehr Zucker in unserer Nahrung steckt, desto höher ist auch der Glukosegehalt im Blut und infolge dessen die Insulinausschüttung der Bauchspeicheldrüse. Gerade die schnell verfügbaren Kohlenhydrate ballaststoffarmer und stark verarbeiteter Kohlenhydratträger (Weißmehlprodukte wie zum Beispiel Pizza) schießen schon kurz nach dem Essen ins Blut und lösen so starke Blutzuckerreaktionen aus, unmittelbar gefolgt von einer hohen Insulinproduktion und -ausschüttung.

Zu viel Zucker in der Nahrung provoziert Heißhungerattacken.

Solange die Körperzellen auf die Schlüsselfunktion des Botenstoffs noch ansprechen, wird der Zucker in die Zellen geschleust und die Blutzuckerkonzentration sinkt innerhalb kurzer Zeit wieder – bei so »schnellen« Kohlenhydraten sogar unter ihr Ausgangsniveau. Das ist für das Hirn und Nervensystem problematisch, ja, es kommt einer Bedrohung gleich, denn die Konzentration und Koordinationsleistung lassen stark nach. In seiner Not schlägt es Alarm. Unumgänglich stellt sich quälender Heißhunger ein. Der sich wiederum am leichtesten mit schnell verfügbaren Kohlenhydraten in Form einer Tüte Gummibärchen oder Schokoriegeln stillen lässt, wobei nicht nur die stark verarbeiteten Kohlenhydrate aus Süßwaren, zuckergesüßten Getränken, Snacks und Fertiggerichten, sondern auch Stärke aus Kartoffeln, Reis, Nudeln und vor allem aus Brot sehr schnell viel Glukose freisetzen.

So ist jedenfalls ein Teufelskreis in Gang gesetzt, dem oft nur schwer zu entkommen ist. Nur: Wir sind eben keine Jäger und Sammler mehr. Selbst die Muskeln eines Menschen, der im Alltag brav Treppen steigt statt Aufzug fährt und regelmäßig zu Fuß oder auf dem Rad unterwegs ist, benötigen in der Regel keine so große Mengen an Superenergie. Was im Alltag Energie kostet, lässt sich problemlos über die Fettverbrennung decken. Und Fett gibt es ja reichlich – im Essen und in den gehüteten Speicherdepots im Körper. Werden trotzdem ständig Kohlenhydrate nachgeschoben, ohne dass sie durch Muskelarbeit wieder verbrannt werden, kann keine Glukose mehr gespeichert werden. Die Speicher sind ja randvoll! In diesem Fall muss sie gleich verbrannt werden – auch ohne Muskelarbeit. Das bringt allerdings den Stoffwechsel gewaltig aus dem Takt. Denn Glukose ist der Lieblingstreibstoff des Körpers und wird zuerst verbrannt, gleichzeitig wird die Fettverbrennung unterdrückt.

Darin liegt das große Problem, vor allem, wenn man schon ein paar Pfunde mehr mit sich herumschleppt, als einem guttun: Je mehr Kohlenhydrate nun weiter in der Nahrung stecken, umso weniger Fett verbrennt der Körper. Und all die Glukose, die er nicht verbrennen kann, wandelt er kurzerhand auch in Fett um. So fließt immer mehr Fett in den Blutkreislauf, die Blutfettkonzentrationen steigen – und das Gesundheitsrisiko auch. Gleichzeitig wachsen die Fettdepots, und das neu gebildete Fett landet nicht nur in den Fettzellen, sondern auch in den Muskelzellen und in den inneren Organen wie etwa der Leber. Kurzum, wir nehmen zu und halten das neu erworbene Gewicht auch.

Wichtig: Die richtigen Kohlenhydrate

Umso wichtiger ist es, auch für Menschen, die fasten wollen, darauf zu achten, in welcher Form man Kohlenhydrate zu sich nimmt. Idealerweise geht dies über stärke- und/oder ballaststoff-

> Eine zu kohlenhydratreiche Nahrung lässt die Fettdepots wachsen.

haltige Lebensmittel wie Vollkorn-Getreideerzeugnisse, Kartoffeln, Hülsenfrüchte wie Erbsen, Bohnen und Linsen oder mit (wenig süßem) Obst und Gemüse, das jedoch wenige Kohlenhydrate bei einem großen Volumen und dafür wichtige Mineralien, Vitamine und sekundäre Pflanzenstoffe enthält. Weniger zu empfehlen sind Weißmehlprodukte wie Backwaren, Cornflakes, Toast oder Nudeln, die genauso wie Pommes als Turbos unter den Kohlenhydrat-Lieferanten gelten. Das gilt auch für Süßigkeiten und zuckerreiche Fertigprodukte. In ihnen stecken viele Kohlenhydrate, aber nur geringe Mengen weiterer lebenswichtiger Nährstoffe.

DIE LEGENDE VON DER FETTARMEN ERNÄHRUNG

In den Industrieländern wurde und wird immer wieder eine fettarme Ernährung propagiert und stattdessen der Verzehr von Kohlenhydraten empfohlen, obwohl diese ja schnell in Speicherfett umgewandelt werden. Die Folgen sind dramatisch: Die Menschen werden noch beleibter, metabolisches Syndrom, Prädiabetes und Typ-2-Diabetes-Erkrankungen nehmen zu. Deshalb ganz auf Kohlenhydrate zu verzichten ist jedoch keine gute Lösung. Die von dem amerikanischen Ernährungswissenschaftler Robert Atkins propagierte, nach ihm benannte Diät, ist viel zu einseitig. Der Mediziner machte sich für eine Ernährungsform nach dem Low-Carb-Prinzip stark. Er schlug also vor, die Aufnahme von Kohlenhydraten nahezu komplett einzustellen und stattdessen vor allem Eiweiße und Fette zu essen. Dabei ist jedoch die Gefahr groß, dass der Körper zu wenige Ballaststoffe aus Vollkornprodukten bekommt und zu viele schädliche ungesunde Fette aus Wurst, Fleisch und Käse zu sich nimmt. Im Übrigen: Wer eine radikale Low-Carb-Diät schon einmal versucht hat, weiß: So eine Ernährungsreform ist nicht nur schlecht durchzuhalten, sie macht auch tendenziell schlechte Laune – abgesehen von der nicht unbeträchtlichen Gefahr, dass später der Jo-Jo-Effekt eintritt.

FETTE

Ein weit verbreiteter Irrtum besagt, dass eine gesunde, schlank machende Ernährung fettarm sein sollte. Diese Low-Fat-Ernährung gewann in der zweiten Hälfte des vergangenen Jahrhunderts sogar in Fachkreisen immer mehr Anhänger. Dahinter verbirgt sich jedoch ein Trugschluss: Mit dem steigenden Wohlstand nahm in der zweiten Hälfte des 20. Jahrhunderts die Anzahl übergewichtiger Menschen in der Gesamtbevölkerung in den bereits hochentwickelten Ländern wie etwa den USA zu. Ernährungsexperten waren zunächst davon überzeugt, dass dafür eine zu hohe Fettzufuhr in der Nahrung verantwortlich sei. Dies erschien naheliegend, liefert doch der Nährstoff Fett mit neun Kilokalorien pro Gramm mehr als doppelt so viel Energie wie Kohlenhydrate und Eiweiß mit jeweils vier Kilokalorien pro Gramm. Folglich glaubten viele Fachleute: Es ist das fettreiche Essen, das auf Dauer fett macht.

So aß man in Folge dessen vor allem in den USA und in vielen Ländern der westlichen Welt der guten Figur zuliebe fettärmer. Die Nahrungsmittelindustrie unterstützte den Trend und begann seither munter Produkte in Low-Fat- bzw. Light-Varianten zu produzieren, ein Dilemma für die braven Fettsparer, die trotzdem oder gerade deswegen immer dicker wurden. Denn in den vergangenen Jahren wiesen Forscher in zahlreichen Studien nach, dass fettreduzierte, kohlenhydratbetonte Diäten nur einen äußerst geringen Beitrag in Sachen Gewichtskontrolle leisten können. Mehr noch: Sie fördern sogar einen Mehrkonsum und unter Umständen sogar unerwünschte Stoffwechselreaktionen. Schließlich werden wir bei einer stark kohlenhydratreichen Ernährung dank des unermüdlich wirkenden Dickmacherhormons Insulin dazu angeregt, mehr zu essen und schließlich auch mehr Fett zu speichern (siehe Seite 15). Die unvermeidliche Folge: Übergewicht!

Statt Low-Fat-Produkten besser die richtigen Fette essen!

Fett ist nicht gleich Fett

Heute werden dem Fett hingegen viele positive Eigenschaften zugesprochen. Es gilt als der energiereichste Nährstoff für den Organismus. Fette dienen dem Körper wie die Eiweißbausteine (Aminosäuren, siehe Seite 35) als wichtige Komponenten im Zellstoffwechsel. Darüber hinaus sind sie unverzichtbare Bauteile für Struktur- und Zellmembranen. In den Fettspeichern von Pflanze und Tier befinden sich auch fettlösliche Vitamine, die wir beim Essen zu uns nehmen. Essenzielle Fettsäuren sind zudem Voraussetzung für die Produktion verschiedener Hormone, die viele Körperfunktionen und die Immunabwehr steuern. Und nicht zuletzt ist Fett der Geschmacksträger schlechthin und hilft dabei, den Eigengeschmack von Speisen zu unterstreichen. Denn alle Aromen sind fettlöslich: Erst in Kombination mit Öl entfalten fettfreie Lebensmittel wie zum Beispiel Gemüse, Gewürze oder Kräuter ihren vollen Geschmack so intensiv, dass man ihn überhaupt richtig wahrnehmen und genießen kann.

Auch bei der Regulation des Blutzuckerspiegels spielen Fette eine wichtige Rolle. Verzehren wir Kohlenhydrate zusammen mit Fetten oder Ölen, wie etwa ein Baguette mit Olivenöl oder Nudeln mit Roquefortsauce, steigt der Glukosewert im Blut deutlich langsamer an. Die Speise liegt länger im Magen, und folglich werden die Kohlenhydrate im Dünndarm später und langsamer gespalten, da der Körper zugleich auch das Fett verdauen muss. Problematisch wird eine hohe Fettzufuhr für den Menschen erst dann, wenn sie oder er gleichzeitig auch viele Kohlenhydrate zu sich nimmt. Fazit: Um gesund zu bleiben und genussvoll zu essen, ist Fett lebensnotwendig und gehört jeden Tag auf den Teller! Statt die Fettzufuhr blindlings herunterzufahren, ist es deshalb viel wichtiger, bei der Ernährung gute und schlechte Fette zu unterscheiden.

Gesättigte Fettsäuren sind die einfachste Form der Fettsäuren. Sie stecken in allen tierischen und pflanzlichen Fetten – wie in

29

Butter, Käse, Sahne, Schweine- oder Gänseschmalz, Fleisch und Wurst in höheren Anteilen. Aber auch Kokosfett ist reich an gesättigten Fettsäuren. Bei den **ungesättigten Fettsäuren** unterscheidet man zwischen einfachen und mehrfach ungesättigten Varianten. Einfach ungesättigte Fettsäuren sind hervorragende Energielieferanten und kommen zum Beispiel reichlich in qualitativ hochwertigem, nativem Olivenöl vor, in Nüssen und Samen oder Avocados. Zu den mehrfach ungesättigten Fettsäuren gehören die Omega-6- und Omega-3-Fettsäuren, die in vielen tierischen- und pflanzlichen Fetten wie in Fischen, Meeresfrüchten, Nüssen, Leinöl oder bestimmten Algen enthalten sind.

Ein gesunder, normalgewichtiger Erwachsener sollte täglich ein Gramm Fett pro Kilogramm Gewicht, also zwischen 60 und 90 Gramm Fett verzehren. Nur: Welche Fette sind dafür am besten geeignet? Nach landläufiger Meinung ist es gut, bei der Ernährung möglichst auf ungesättigte Fettsäuren zu setzen. Das soll helfen gegen alle möglichen Zivilisationserkrankungen vorzubeugen. So ist es auch kein Zufall, dass manche Anbieter der Lebensmittelindustrie mit dem Slogan werben: »besonders reich an mehrfach ungesättigten Fettsäuren«. Tatsächlich kommt es auf den richtigen Mix an.

Wichtiges Gleichgewicht: Omega-6- und Omega-3-Fettsäuren

Das trifft besonders auf die Omega-6- und Omega-3-Fettsäuren zu. Diese kann der Körper nicht selbst bilden. Er ist aber auf sie angewiesen, weil sie dabei helfen, den Stoffwechsel zu regulieren, Zellen zu vermehren, Entzündungen zu bekämpfen oder etwa bei einer Verletzung das Blut gerinnen zu lassen. Diese beiden Fettsäuren sollten möglichst in einem Gleichgewicht stehen. In der heutigen Ernährung dominieren jedoch die Omega-6-Fettsäuren, während die Omega-3-Variante weitgehend aus der Nahrungskette verdrängt ist. So nehmen wir auf der einen Seite viele Omega-6-Fettsäuren aus Getreide, also aus Brot- und

Backwaren und den erschwinglichen und deshalb in vielen Küchen verwendeten Weizenkeim-, Mais- und Sonnenblumenölen auf. Außerdem essen wir viel Fleisch, Wurst, Milch und Käse. Bei der industriellen Massentierhaltung wird allerdings in hohem Maße Getreide verfüttert, sodass diese Rinder und Schweine und sogar Fische in ihrem Fett viel zu viel Omega-6-Fette anreichern und entsprechend weniger Omega-3 aufweisen. Das wäre nicht so schlimm, wenn wir uns von Fleisch, Wurst, Milch und Käse nur in Maßen ernähren würden. Man kann jedoch davon ausgehen, dass wir heute etwa das Vierfache an tierischem Fett verzehren wie unsere Vorfahren, auch weil etwa Schweinefleisch beim Discounter äußerst günstig ist. Deshalb ist es wichtig, bei der Ernährung auf gute Omega-3-Fettsäurequellen zu achten.

Gute Omega-3-Quellen sind Pflanzenöle wie Leinöl, das aus Leinsamen hergestellt wird, Hanf- und Walnussöl sowie natives, kalt gepresstes Rapsöl. Pflanzliche Fette mit hohem Anteil an der Omega-6-Linolsäure wie Sonnenblumen-, Maiskeim-, Weizenkeim-, Distel- und Traubenkernöl und daraus hergestellte Margarinesorten sollten Sie dagegen besser sparsam einsetzen.

KALT GEPRESSTE ÖLE

Bei Ölen ist es wichtig auf die Deklaration »nativ« oder »extra nativ« zu achten, dann ist es, falls die Hersteller nicht beim Mischen gepanscht haben, besonders hochwertig. Verwenden Sie es allerdings nicht zum starken Anbraten oder Hocherhitzen. Kalt gepresstes Olivenöl ist zum Beispiel wegen seiner vielen Begleitstoffe Hitze gegenüber hochempfindlich. Bei einer Temperatur über 180°C können aus den wertvollen Inhaltsstoffen giftige Verbindungen entstehen. Generell eignen sich kalt gepresste Öle nur für kalte Speisen oder zum Kurzbraten bei niedrigen Temperaturen, so bleiben auch die Vitamine im Öl erhalten. Zum Braten nehmen Sie lieber Kokosöl oder Butterschmalz (Ghee).

Wichtige Omega-3-Fettsäure-Lieferanten sind außerdem grüne Blattsalate, Gemüse (vor allem Spinat, Mangold oder Portulak), Kräuter, Sprossen, Nüsse und Samen. Natürlich sind Omega-3-Fettsäuren auch in fettem Fisch und mit geringerem Gehalt in Fleisch enthalten: Tiere aus Wildfang oder aus artgerechter Haltung, die natürliches Futter bekommen und sich reichlich bewegen konnten, sind dabei die beste Option, weil bei ihnen der Anteil der Omega-3-Fettsäuren höher ist. Besonders zu empfehlen sind Lachs, Hering, Thunfisch (der allerdings teilweise als überfischt gilt), Makrele, Scholle und andere fette Seefische. Tiermilchprodukte sollten wir hingegen mit Bedacht genießen, auch wenn wir gerne Butter aufs Brot streichen, Käse zum Rotwein essen oder ein Glas Kuhmilch trinken. Nicht nur, weil bei diesen Produkten die Omega-6-Fettsäuren überwiegen. Butter, Käse und Milch besteht zu zwei bis sieben Prozent auch aus den problematischen Transfetten (siehe Kasten).

SCHÄDLICHE TRANSFETTE

Transfettsäuren sind Kunstfette – der menschliche Körper kann sie nicht selbst bilden – aus der industrialisierten Fetthärtung. Sie verstecken sich in stark verarbeiteten Lebensmitteln wie Backwaren, Süßwaren, Frittiertem, Tiefkühlkost, Margarine und Snacks wie Kartoffelchips. Sie sind nicht deklariert. Sie können sie auf der Zutatenliste nur am Hinweis »gehärtete«, »hydrogenierte« oder »teilgehärtete Fette erkennen«. Sie gelten als ausgesprochen ungesund, da sie erheblich das Risiko für Herzerkrankungen, Diabetes und Alzheimer erhöhen. Trotzdem gibt es in Deutschland – anders als in anderen Ländern wie Dänemark, den USA oder Österreich – leider keine Obergrenze für Transfette.

EIWEISS

Sich mit eiweißhaltiger Kost zu ernähren war für die Jäger und Sammler selbstverständlich, sofern sie auf der Jagd nach Wild oder beim Sammeln von Larven und Insekten erfolgreich waren. Dafür mussten sie sich aber bewegen. Die Menschen im 21. Jahrhundert können sich hingegen, wenn sie zu dem Teil der Menschheit gehören, denen es besser geht, ohne größere Anstrengungen etwas zu essen beschaffen. Gleichzeitig unterscheidet sich die Nahrung, die wir heutzutage zu uns nehmen, sehr stark von der unserer Vorfahren. Diese deckten sich so gut wie möglich mit Eiweiß ein und beherzigten dabei intuitiv, dass Eiweiß unverzichtbar für ihre Gesundheit ist.

Gute Gründe, nicht am Eiweiß zu sparen

Eiweiß, das aus pflanzlichen Quellen (zum Beispiel aus Getreide, Soja und Hülsenfrüchten) oder tierischen Quellen (zum Beispiel aus Fisch, Fleisch oder Molkereiprodukten) stammen kann, hat viele Vorteile: Es liefert die Aminosäuren, die wir unbedingt brauchen, um körpereigenes Eiweiß aufzubauen (siehe Seite 35). Dieses ist unentbehrlich als Bau- und Reparaturstoff der Körperzellen, Muskeln, Haut und Haare. Eiweiß hilft auch bei der Herstellung von verdauungsanregenden Enzymen, Hormonen (zum Beispiel Glukagon und Insulin), Antikörpern für das Immunsystem und Blutkörperchen. Außerdem enthält es lebensnotwendige Stickstoff- und Schwefelatome. Aus all diesen Gründen sollten auch Menschen, die regelmäßig fasten, ebenso regelmäßig Eiweiß zu sich nehmen, zumal der Körper kaum Proteine speichern kann.

Zwar liefert jedes Gramm Eiweiß aus Fleisch, Fisch, Soja- und Milchprodukten zunächst genauso viele Kalorien wie Kohlenhydrate. Der Körper muss allerdings mehr Einsatz bringen, um es zu verarbeiten. Dabei wird ein Teil der aufgenommenen Kalorien gleich wieder verbraucht. Eiweiß gilt daher als echter

33

Abnehmhelfer, und zwar nicht, indem man es weglässt oder einspart, sondern ganz im Gegenteil. Regelmäßig hochwertiges Eiweiß auf dem Teller hilft beim Kaloriensparen: Woran liegt das? Beim Ab- und Umbau von Eiweiß aus der Nahrung erwärmt sich der Körper. Die Wärme wird an die Umwelt abgegeben und kann nicht mehr in die Kalorienbilanz Einzug halten. Hinzu kommt, dass ausreichend Eiweiß in der Nahrung – neben regelmäßiger Bewegung – dabei hilft, beim Abnehmen die Muskulatur zu erhalten. Muskeln sind – wie Sie schon wissen – die wichtigsten Verbündeten beim Abnehmen (siehe Seite 12).

Wer trotzdem bei der Ernährung Kohlenhydrate übergewichtet, setzt sich gleich mehreren Gefahren aus: Bei einer zu niedrigen Versorgung mit Eiweiß lassen trotz gut gefüllter Fettreserven nachweislich die körperliche und geistige Leistungsfähigkeit nach. Muskeln werden abgebaut. Das Immunsystem leidet, und es kommt zu einer erhöhten Anfälligkeit für Infekte. Auch Alterungsprozesse werden beschleunigt. Eiweißmangel kann sich auch in vielen anderen Symptomen äußern wie Erschöpfungszuständen, Wasseransammlungen (Ödemen) im Bindegewebe, Verdauungsbeschwerden (Blähungen, weiche Stühle bis Durchfälle, Verstopfung, Darmflorastörungen etc.), Zahnfleischschwund, Parodontose, Haarausfall, frühes Ergrauen der Haare und Menstruationsstörungen.

Keine Bedenken beim richtigen Mix

Möglicherweise fragen Sie sich jetzt aber, ob eiweißreiche Produkte nicht den Körper »übersäuern« können. Tatsächlich kommt es zunächst im Körper ganz kurzfristig zu einem Säurenüberschuss, wenn mit der Nahrung viele eiweißreiche Lebensmittel wie Fleisch, Geflügel und Fisch oder auch Getreideprodukte aufgenommen werden. Doch blitzschnell entschärft der Körper zum eigenen Schutz die Säuren mithilfe eines ausgeklügelten Puffersystems. So scheidet er zum Beispiel Säure über die Atemluft und über den Urin aus. Bedenklich wird es nur, wenn

Aminosäuren, die insgesamt 20 Eiweißbausteine, lassen sich in zwei Hauptkategorien einteilen: neun essenzielle Aminosäuren, die extern durch Nahrung aufgenommen werden müssen, damit wir überleben können, sowie elf nicht-essenzielle Aminosäuren, die vom Organismus selbst hergestellt werden. Fehlte nur eine einzige Aminosäure, würden alle relevanten Prozesse im Körper nur noch fehlerhaft arbeiten.

Säure und Basen im Blutkreislauf nicht im Gleichgewicht sind. Deshalb ist es wichtig, bei reichlichem Eiweißgenuss auch einen hohen Anteil an basenbildendem Gemüse und Obst zu sich zu nehmen. Daher besser Fleisch, Geflügel und Fisch mit Salat, Gemüse oder Obst servieren! So kann eine hohe Eiweißzufuhr sogar dazu beitragen, die Knochen besser zu erhalten und der Volkskrankheit Osteoporose vorzubeugen.

Und was ist mit dem Gichtrisiko? Richtig ist: Tierische Lebensmittel enthalten viele Purine. Das sind für den Menschen lebenswichtige Bausteine für den Zellaufbau. Gefährlich werden sie erst, wenn mehr Purine im Körper vorhanden sind als notwendig. Das kann verschiedene Ursachen haben. Typisch sind bei Menschen mit Gichtanfällen bei einer entsprechenden Veranlagung Überernährung, bzw. Übergewicht, insbesondere beim Fettansatz im Bauchbereich, der eine Störung des Insulinhaushalts befördert. Hohe Insulinkonzentrationen hemmen die Harnsäureausscheidung über die Nieren, was zu Gichtanfällen beitragen kann. Da Kohlenhydrate besonders viel Insulin locken, kann die Gicht aber auch Folge einer zu kohlenhydratbetonten und nicht zu eiweißreichen Ernährung sein. Regelmäßig zu viel Alkohol verschärft noch die Situation, da Alkohol ebenfalls die Harnsäureausscheidung über die Nieren hemmt. Wer schlank ist und nicht übermäßig zum Glas greift, hat auch bei hoher Purinzufuhr kein Gichtrisiko.

DIE IDEALE SÄTTIGUNGSBEILAGE

Bei dem etwas altbacken anmutenden Begriff »Sättigungsbeilage« denken viele immer noch wie früher an Kartoffeln und Klöße, Nudeln oder Reis. Die machen nach dem Essen wirklich pappsatt, sorgen aber auch für ein gewisses Schweregefühl. Das wiederum schränkt die Leistungsfähigkeit nach einer solchen Mahlzeit ziemlich ein, weil es eher die Sehnsucht nach einem Nickerchen schürt. Besser sind da schon Ballaststoffe aus Gemüse, Obst und Hülsenfrüchten – und natürlich Eiweiße. Viele Studien kommen zum selben Ergebnis: Eiweißreiche Mahlzeiten sind nicht nur weniger beschwerend. Sie machen auch besser und länger satt als vergleichsweise eiweißarme, kohlenhydratreiche Varianten, weil der Körper länger mit dem Verstoffwechseln beschäftigt ist. Das ist insofern klasse, als man auf diese Weise längere Essenspausen einhalten kann und den Insulinspiegel schön flach hält. Rindersteak mit gegrilltem Gemüse, Rührei mit Krabben oder gegrillter Fisch mit einem frischen Salat verweilen eben länger im Magen. Zu Fleisch oder Fisch sättigt eine große Portion Gemüse schnell und gut, weil ihre Ballaststoffe und der hohe Wasseranteil für viel Gewicht und Volumen im Magen sorgen – und das fast ohne Kalorien! Heißhungerattacken haben so gar keine Chance.

Die besten Eiweißquellen

Was aber sind nun die besten Eiweißquellen? Dazu zählen auf jeden Fall **fettarmes Fleisch**, Geflügel, Fisch sowie Hülsenfrüchte. Beim Fischkauf hilft das Umweltsiegel des World Wildlife Funds (WWW), der so die biologische Vielfalt der Meere bewahren, erneuerbare Ressourcen nachhaltig nutzen und die Umweltverschmutzung verringern möchte. Auch das Siegel des Marine Stewardship Councils (MSC) steht für nachhaltigen und umweltschonenden Fischfang. **Fischsorten aus dem Meer** und damit aus Salzwasser haben einen Vorzug: Sie liefern neben dem leicht verdaulichen Eiweiß im Gegensatz zu Süßwasserfischen auch noch das stoffwechselfördernde Jod. Besonders reich an gesunden Omega-3-Fettsäuren sind Makrele, Lachs, Hering oder Thunfisch sowie Aal. Auch beim Fleischkauf kommt es auf die Qualität an: Diese hängt vor allem davon ab, wie die Tiere gehalten, aufgezogen und gezüchtet wurden. Egal ob Fleisch von Schweinen, Rindern, Hühnern und Puten – die allermeisten Tiere stammen in Deutschland allerdings aus der Massentierhaltung. Das Fleisch ist dann oft mit Antibiotika und einem Übermaß an (Stress-)Hormonen belastet. Im Vergleich zu hochgezüchteten und schnell gemästeten Tieren schmeckt das Fleisch ursprünglicher Haustierrassen, die zudem noch auf Wiesen und Almen grasen durften und über ausreichend Bewegungsspielraum verfügen, nicht nur besser. Es weist auch festeres Muskelfleisch mit einer feineren Fettmarmorierung sowie eine gesündere Fettzusammensetzung auf (siehe ab Seite 29). Fragen Sie deshalb den Metzger Ihres Vertrauens zumindest, woher die Tiere stammen und wie sie gehalten wurden.

Fleisch aus Bio-Haltung hat die gesündeste Fettzusammensetzung.

Hülsenfrüchte sind ebenfalls hervorragende Eiweißquellen, in denen darüber hinaus noch wertvolle Ballaststoffe, Vitamine, Mineralstoffe und Spurenelemente (siehe ab Seite 39) stecken. Ob Kichererbsen, Linsen, Bohnen und Co – es gibt dabei viele Gerichte, die man entdecken kann. Eine Handvoll Nüsse (etwa 30 Gramm) pro Tag ist eine feine Ergänzung vieler Speisen und ein Knabbergenuss, von dem der Körper, die grauen Zellen und das Herz profitieren. Haselnüsse, Walnüsse, Erdnüsse, Mandeln oder Cashewkerne, Pekan- oder Paranüsse sind ein guter Snack zwischendurch, wenn man sie in ihrer natürlichen Form und nicht industriell verfeinert zu sich nimmt.

Bei **Milchprodukten** sollten Menschen, die sich gesund ernähren wollen, eher zurückhaltend sein. Bei Erwachsenen nimmt die Produktion des Enzyms Laktase ab, das den Milchzucker verarbeiten hilft. So kann es zu einer Milchzuckerintoleranz mit unangenehmen Folgen für das Verdauungssystem kommen. Bevorzugen Sie dabei Angebote mit natürlichem Fettgehalt. Diese schmecken und sättigen besser und sind nährstoffreicher als fettarme Sorten. Biomilch ist dabei meist weniger mit Schadstoffen belastet als konventionelle Milch. Dies gilt im Prinzip auch für Biokäse.

Auch bei Milch, Käse und Eiern sind Bioerzeugnisse die beste Wahl.

Auch bei **Eiern**, die für die Deckung des Eiweißbedarfs eine unschätzbare Quelle sind, lohnt es sich beim Kauf einen Blick auf den Stempel zu werfen, den mittlerweile jedes in der EU verkaufte Ei tragen muss. Vor allem die erste Ziffer am Anfang des zehnstelligen Codes gibt Auskunft darüber, wie die Hühner gehalten wurden, was sich auf Qualität und Geschmack niederschlagen kann. Die »0« des auf dem Ei aufgedruckten Kennzeichnungs-Codes steht für biologische Landwirtschaft.

VITALSTOFFE

Lebensnotwendig ist auch eine ausreichende Ernährung mit Vitaminen, Mineralstoffen sowie Spurenelementen. Obwohl nur winzige Mengen benötigt werden, sind sie unentbehrliche Bausteine für den Ernährungsmix. Stecken zu wenige dieser Mikronährstoffe in unserer Nahrung, kann dies zu Mangelerscheinungen führen, und wir können Kohlenhydrate, Fette und Eiweiß aus der Nahrung nicht richtig verarbeiten und verwerten.

Wer regelmäßig fastet, sollte deshalb ein paar Grundkenntnisse über die Power-Vitalstoffe haben.

Ausschlaggebend für die besondere Schutzwirkung von Gemüse und Obst ist das Zusammenspiel aller Inhaltsstoffe – kein Stoff kann dies alleine. Deshalb ist es ratsam, dass Sie bei der täglichen Obst- und Gemüseauswahl auf Abwechslung und Vielfalt achten und die Produkte möglichst frisch, reif und frei von Schadstoffen kaufen. Natürliche Lebensmittel, die am richtigen Ort und zur richtigen Jahreszeit geerntet werden, stecken anders als unreif geerntete Produkte voller Vitamine, Mineralien, Spurenelemente und sekundären Pflanzenstoffe. Oftmals sind Frische und Reife nur schwer miteinander vereinbar, weil das Obst und Gemüse von weit her kommt. So werden zum Beispiel Bananen, Zitrusfrüchte oder Tomaten gekühlt und in einer Atmosphäre aus Gasen, die die Reifung verzögern, transportiert. Am Zielort werden sie unter denselben Bedingungen gelagert und erst bei Bedarf durch Zugabe bestimmter anderer Gase, die bei Pflanzen wie Hormone wirken (etwa Ethylen), zum Reifen gebracht. Obwohl die Ware im Supermarkt frisch und reif erscheint, ist ihr Gehalt an Vitaminen und Pflanzenstoffen im Vergleich zu tatsächlich ausgereiftem und frischem Obst oder Gemüse deutlich geringer.

Vitamine

Vitamine, das weiß eigentlich jedes Schulkind, sind lebensnotwendig. Ein Multitalent ist zum Beispiel Vitamin D. Es ist nicht nur wichtig für Immunsystem, Muskulatur, Nerven, Zähne sowie Knochen, fördert die Kalziumaufnahme und wirkt Osteoporose entgegen. Vitamin-D-Mangel gehört auch nach neueren wissenschaftlichen Erkenntnissen neben Rauchen, Stress, Bluthochdruck und krankhaftem Übergewicht zu den größten Risikofaktoren chronischer und damit als schwer heilbar definierter Krankheiten. Doch wie bekommt man überhaupt genug Vitamin D? In nennenswerten Mengen ist es in Nahrungsmitteln nur in Champignons, Shiitake-Pilzen und Avocado vorhanden. Der Körper ist aber im Prinzip auch nicht darauf angewiesen, dass es eingenommen wird – zumindest nicht im Sommer. Er bildet nämlich Vitamin D zum größten Teil selbst. Um dies im ausreichenden Umfang zu schaffen, benötigt der Körper allerdings die Sonne bzw. Sonnenlicht. Spaziergänge bei Sonnenschein mit entblößten Armen tragen deshalb dazu bei, dass er durch die UV-Strahlung Vitamin D bilden kann. Im Sommer kann man sogar durch das Streulicht auch unter einem Baum im Schatten langsam seine Vitamin-D-Speicher auffüllen. In den lichtarmen Monaten ab Herbst bietet es sich an, Vitamin D-Tabletten zu schlucken, um eine ausreichende Versorgung sicherzustellen.

Nötig sind auch andere Vitamine wie das fettlösliche **Vitamin E,** das es in verschiedenen Klassen gibt. Es ist enthalten in Palmöl, Reiskleie, Gerste, Weizen, Roggen und Hafer sowie in pflanzlichen Ölen und Fetten (wie etwa Oliven-, Raps- oder Sojaöl), Nüssen und Mandeln, Spinat, Kohl, Kürbis oder Pastinaken. **Vitamin K** ist für die Blutgerinnung erforderlich. Es steckt in Geflügel, Kalbsleber, Butter, Quark, Sauerkraut, Rosenkohl, Spinat, Blumen- und Grünkohl, Brokkoli, Hagebutten, Kartoffeln, Sellerie oder Kohlrabi.

Die **Vitamine der B-Gruppe** werden für viele Stoffwechselreaktionen benötigt. Vitamin B_1 spielt im Zucker- und Fettstoffwechsel eine wesentliche Rolle. Es kommt in Fleisch, Erbsen, Schwarzwurzeln, Rosenkohl, Sonnenblumenkernen, Rote Bete, Kürbis, Lauch, Kartoffeln, Topinambur und Birnen vor. **Vitamin B_2** ist ebenfalls für den Stoffwechsel bedeutend. Es steckt in Milch, Molke, Käse, Leber, Eiern, Vollkorn, Leinsamen, Sprossen, Grün-, und Rosenkohl, Rote Bete, Kürbis und Birnen. **Vitamin B_3** (Niacin) ist bedeutsam für die Gehirnfunktionen sowie für die Energiegewinnung. Es befindet sich in Fleisch, in Tierleber, Fisch (Sardinen, Makrele, Heilbutt), Erdnüssen, getrockneten Steinpilzen, Rettich(-sprossen), Grünkohl und Topinambur.

Vitamin B$_6$ ist für den Aminosäuren-Stoffwechsel wichtig. Es steckt in Sojabohnen, Hirse, Lachs, Sardinen, Makrelen, Walnüssen, Linsen, Grün- und Rosenkohl, Rote Bete, Zwiebeln, Sellerie, Pastinaken, Kürbis oder Äpfeln. Da es aber in vielen Speisen vorkommt, gibt es normalerweise kein Mangelproblem. Dies gilt auch für das für verschiedene Stoffwechselreaktionen nötige **Vitamin B$_{12}$**. Das gibt es in Fleisch und Fisch. Vor allem aber ist es in Hühnereiern zu finden. Und die Leber hat einen Vorrat davon, der für mehrere Jahre reichen dürfte.

Vitamin B$_9$ ist bekannt als Folsäure. Es hilft beim Wachstum und bei der Zellteilung. B$_9$ steckt in Bierhefe, Leber, Nüssen, Endiviensalat, Fenchel, Eiern, Spinat, Erbsen, Gurken, Tomaten, Erdbeeren, Orangen, Mandarinen, Kirschen, Trauben, aber auch in Milchprodukten, Walnüssen, Grün-, Rosen- und Blumenkohl, Brokkoli, Chinakohl, Feldsalat, Spinat, Zwiebeln, Chicorée, Pastinaken oder Birnen.

Vitamin C wird benötigt für die Bildung und Erhaltung der Binde- und Stützgewebe und regt die Immunabwehr an. Es steckt in Brokkoli, Fenchel, Paprika, Grünkohl, Hagebutten, Sanddornbeeren und schwarzen Johannisbeeren. **Vitamin A** bzw. seine Vorstufe Beta-Carotin wird als Bestandteil des Farbstoffes der Netzhaut für den Sehvorgang sowie für den Aufbau und den Erhalt der äußeren Hautschicht sowie des Schleimhautgewebes benötigt. Es steckt in Leber(-tran), Butter, Käse, Milch, Aal, Thunfisch, gelbem, orangem und rotem Obst (Pfirsich, Aprikose, Melone, Papaya, säuerlichen Äpfeln und Zitrusfrüchten), roten Paprikaschoten (Peperoni), Grünkohl, Möhren, Feldsalat, Rosenkohl und anderen Kohlsorten, in Brokkoli, Spinat, Kürbis, Chicorée, Sojabohnen und -sprossen, Mangold und Sellerie.

Am besten wirken Vitamine, die wir über die Nahrung aufnehmen.

Wer Vitamin- und Mineralstoffpräparate einnehmen will, sollte dies stets mit dem Arzt absprechen und anhand seines Blutbilds klären lassen, ob es überhaupt notwendig ist. Bei manchen Vitaminen kann eine zu hohe Dosis gesundheitlich riskant sein. Außerdem belegen Studien, dass per Pille aufgenommene Vitamin- und Mineralstoffpräparate wenig oder kaum wirken. Der Grund: Der Körper nimmt diese wichtigen Vitalstoffe viel besser aus der Nahrung auf. Eine Überdosierung ist nur bei den fettlöslichen Vitaminen A, D, E und K möglich, die der Körper speichern kann. Wasserlösliche werden bei einem Überschuss über die Nieren wieder ausgeschieden.

Mineralstoffe

Diese ebenfalls zur Gruppe der Vitalstoffe gehörenden anorganischen Substanzen sind nur in geringen bis winzigen Mengen nötig, aber unentbehrlich. Die Erregbarkeit von Muskeln und Nerven, die Blutbildung und der Sauerstofftransport, der Aufbau von Knochen und Zähnen sowie die Steuerung des Wasserhaushalts hängen von einer ausreichenden Mineralstoffversorgung ab. Da Mineralstoffe durch Schwitzen und Urin ausgeschieden werden, müssen sie ständig ersetzt werden – und zwar am besten aus Lebensmitteln und nicht aus Präparaten. Die wichtigsten Mineralstoffe:

Chlorid ist bedeutsam für die Regulierung des Wasserhaushalts sowie des Säure-Basen-Haushalts (aus: Koch- und Meersalz).

Natrium (aus: Kochsalz) trägt zusammen mit **Kalium** (aus: Bananen, Aprikosen, Pflaumen, Milchprodukten, Fleisch, Fisch) dazu bei, die Druckverhältnisse der Körperflüssigkeiten aufrechtzuerhalten.

Kalzium ist wichtig für die Bildung von Knochen- und Zahnsubstanz sowie für die Erregbarkeit von Muskeln und Nerven.

99 Prozent des Bestandes von Kalzium stecken in unseren Knochen (aus: Milchprodukten, Käse, z. B. Brie, Edamer, Gouda, Parmesan und Ziegenweichkäse, sowie Brokkoli, Grünkohl, Spinat und härterem Trinkwasser).

Phosphor ist Bestandteil des Skeletts und wichtig für die Energiegewinnung sowie -umwandlung (aus: Käse, Milch, Fleisch).

Magnesium ist Bestandteil von Knochen und Zähnen und aktiviert verschiedene Stoffwechselreaktionen bzw. Enzyme. Es ist auch bedeutsam für die Muskel- und Nervenreizbarkeit (aus: Gerste, Grünkern, Hirse, Kakao, Kürbiskernen, Leinsamen, Mohn, Sesam, Sojabohnen).

Eisen ist am Transport von Sauerstoff im Blut beteiligt und ein wichtiger Baustoff des roten Blutfarbstoffs Hämoglobin (aus: Fenchel, Hirse, Kalbsleber, Kalbsnieren, Linsen, Mangold, Pfifferlingen, Schwarzwurzeln, Schweinefilet, Spinat, Sojabohnen, Weiße Bohnen, Feldsalat, Buchweizen, Haferflocken, Weizenkeimen, Hirseflocken, Weizenkleie, Mandeln, Paranüssen, Kokosraspeln, Aprikosen, Walnüssen, Erdnüssen, Eigelb, Austern, Miesmuscheln, Wildfleisch).

Jod wird für die Bildung und Aktivierung der Vorstufen des Schilddrüsenhormons Thyroxin benötigt (aus: jodiertem Speisesalz, Algen, Fisch, Muscheln und Meerestieren).

Fluor stabilisiert Knochen und Zähne. Doch Vorsicht: Fluor wird nur in winzigsten Mengen benötigt. Zu viel davon hemmt den Zuckerabbau und fördert Vergärungsprozesse. Deshalb besser Kochsalz verwenden, dem Fluorid zugesetzt wurde (aus: Schwarzer Tee, Mineralwasser, Innereien und Fisch).

Mangan aktiviert viele Stoffwechselreaktionen (aus: Bananen, Nüssen, schwarzem Tee).

Kupfer wird im Bindegewebsstoffwechsel sowie zum Eisentransport benötigt (aus: Obst, Pilzen).

Selen wirkt entgiftend, da es die Aktivität der Immunzellen anregt. Aufgrund der hochindustrialisierten Landwirtschaft in Europa kommt Selen in der Nahrung allerdings häufig nur noch

Abwechslungsreiche Ernährung sorgt für gute Mineralstoffzufuhr.

43

mangelhaft vor (aus: Fisch, Fleisch, Milch, Nüssen, Eiern, Leber, besonders reich in Kokosmehl vorhanden).

Zink stärkt die Zellmembranen, ist Bestandteil wichtiger Enzyme und Eiweiße, die die Genaktivität steuern und wichtig im Zucker-, Fett- und Eiweißstoffwechsel. Auch das Immunsystem und der Hormonkreislauf sind auf Zink angewiesen (aus: Austern, Garnelen, Gerste, Gouda, Edamer, Hummer, grünem Blattgemüse, Kohl, Mandeln, Innereien, Kalbfleisch, Rindfleisch, Lammfleisch, Schweinfleisch, Brunnenkresse, Avocado, Himbeeren, Artischocken, Walnüssen, Linsen, Erbsen, Bohnen, Kohl, Spargel, Zwiebeln, Pilzen, Haferflocken und Zartbitter-Schokolade).

Fazit: Vitamine, Mineralstoffe wie auch bioaktive Pflanzenstoffe sind für den Körper ideal verfügbar, wenn sie aus frischen Lebensmitteln stammen. Gerade wer zwischendurch fastet, sollte in den Essensphasen auf eine ausreichende Versorgung achten.

Sekundäre Pflanzenstoffe

Unsere Vorfahren aßen auf natürliche Weise das, was sie zum Leben brauchten. So versorgten sich die Jäger und Sammler mit Eiweiß, aber auch ganz automatisch und in großen Mengen mit sekundären Pflanzenstoffen. Auch diese tragen dazu bei, unsere Gesundheit zu bewahren. Hinter das Geheimnis dieser Pflanzenstoffe mit den schwer auszusprechenden Namen wie Karotinoide, Flavonoide, Polyphenole oder Glukosinolate verbirgt sich eine Gruppe extrem zahlreicher, chemisch sehr unterschiedlicher Stoffe, die ausschließlich in Pflanzen vorkommen. Im Gegensatz zu den primären Pflanzenstoffen (Kohlenhydrate, Fette, Eiweiße, Vitamine, Mineralstoffe) haben sekundäre Pflanzenstoffe keine Nährstoffeigenschaften. Sie werden im sekundären Stoffwechsel hergestellt, davon ist auch ihr Name abgeleitet.

Noch ist unbekannt, wie viele sekundäre Pflanzenstoffe es überhaupt gibt. Bisher haben Forscher etwa 30 000 verschiedene entdeckt, davon mehr als 10 000 in essbaren Pflanzen. Die tatsächliche Zahl dürfte jedoch weitaus höher liegen. Den Pflanzen dienen diese Stoffe als Farb-, Duft-und Lockstoffe, als Schutz vor Bakterien- und Pilzbefall sowie vor schädlicher UV- Strahlung. Auch helfen sie dabei, Wachstumsprozesse zu steuern. Für die Menschen haben sie ebenfalls eine schützende Funktion. Sie stärken das Immunsystem und beeinflussen den Stoffwechsel positiv.

Doch wie viele wir davon aufnehmen, hängt sehr stark von unserer Ernährung und den verwendeten Lebensmitteln ab. Und hier beginnt das Problem: Die modernen hochgezüchteten Nutz-pflanzen und das Obst im Supermarkt enthalten mehr Zucker als die alten Sorten, gleichzeitig hat sich in diesen Produkten der Anteil an sekundären Pflanzenstoffen durch die Zucht verrin-gert – teilweise schmeckt es dann nicht mehr so bitter. Während frühere Generationen täglich mehrere Gramm dieser Stoffe auf-nahmen, sind es heute wegen der modernen westlichen Ernäh-rungsweise (viele Kohlenhydrate und falsche Fette) oft weniger als 0,5 Gramm am Tag. Das aber ist fatal. Schließlich ist längst nachgewiesen, dass eine mediterrane oder vereinfacht gesagt eine »bunte« Ernährung dazu beiträgt, das Krebsrisiko, die Ge-fahr von Herz-Kreislauf-Erkrankungen und sogar von Alzheimer zu verringern. Sekundäre Pflanzenstoffe wirken positiv auf einen zu hohen Blutdruck. So ist es kein Zufall, dass in Mittelmeerlän-dern mit hohem Gemüse- und Obstverzehr wie in Griechenland, Italien, Frankreich oder Spanien die Menschen deutlich seltener an Herz-Kreislauf-Erkrankungen leiden.

Sekundäre Pflanzenstoffe können in der Pflanze als gelbe, grü-ne oder rote Farbstoffe vorhanden sein. Dann kann man sie sehen, zum Beispiel die rot-gelben Carotinoide in Möhren oder in Paprika, das grüne Chlorophyll in Brokkoli oder Spinat, die rot-violetten Anthozyane in Rotkohl oder blauen Trauben. Man kann sie aber ebenso riechen, wie etwa die schwefelhaltigen Verbindungen (Sulfide) in Knoblauch oder Zwiebeln. Die Sulfi-de sind auch für die tränenden Augen beim Zwiebelschneiden

FRISCH UND REGIONAL EINKAUFEN

Ernährungsexperten raten, am besten zu saisonalen Produkten aus der Region zu greifen, Obst und Gemüse möglichst unbehandelt, lieber häufig, frisch und reif zu kaufen. Auch sollten Sie zum Beispiel Äpfel, Birnen, Möhren oder Gurken vor dem Essen nur kurz und gründlich waschen und nicht schälen. Denn bei vielen Arten befinden sich die sekundären Pflanzenstoffe in der Schale oder direkt darunter. Frisches Obst und Gemüse verzehren Sie am besten so rasch wie möglich, da es seine gesundheitsfördernde Wirkung verliert, wenn es zu lange im Licht liegt.

verantwortlich. Oder man kann sie schmecken. So geben Polyphenole der Chilischote den scharfen und Glucosinolate dem Rettich oder der Kresse den aromatischen Geschmack.

Sekundäre Pflanzenstoffe werden nach ihrer chemischen Struktur in zehn verschiedene Gruppen eingeteilt. Die bedeutendsten unter ihnen sind:

Carotinoide: Bei ihnen handelt es sich um Farbstoffe in rot- oder gelbfarbigem Gemüse oder Obst. Das bekannteste ist Beta-Carotin. Es steckt in Möhren, roter Paprika, Kürbissen, Aprikosen und Tomaten. Auch grüne Gemüsesorten wie Grünkohl, Wirsing, Spinat und Feldsalat, bei denen das grüne Chlorophyll die orange-rote Farbe überdeckt, sind gute Beta-Carotin-Quellen.

Flavonoide sind eine Gruppe wasserlöslicher Pflanzenfarbstoffe. Sie befinden sich in fast allen Obst- und Gemüsearten. Typisch für flavonoidreiche Pflanzen ist ihre kräftig-rote Farbe, wie bei Rote Bete, Rotkohl, Auberginen, Kirschen und Trauben.

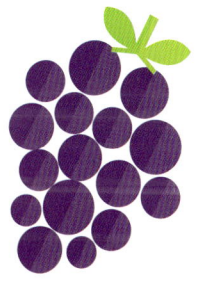

Resveratrol, das in Himbeeren, Pflaumen, Weintrauben und vor allem in Rotwein vorkommt, gehört ebenfalls zu den Flavonoiden. Es hilft bei der Abwehr von Pilzen und Bakterien, unterstützt das Herz-Kreislauf-System, den Fettstoffwechsel und das Immunsystem.

Sulfide sind Salze des Schwefelwasserstoffs und verantwortlich für den scharfen Geschmack von Knoblauch, Zwiebeln, Lauch und Schnittlauch. Sie regen den Stoffwechsel an. Knoblauch und Zwiebeln helfen gegen Entzündungen, indem ihre Inhaltsstoffe Schwellungen, Rötungen und Schmerzen lindern.

Glucosinolate wirken entgiftend und stecken in hohen Konzentrationen in allen Kohlarten, in Kresse, Radieschen und Rettich.

Quercetin ist ein Polyphenol, erfüllt viele Aufgaben im Stoffwechsel und wirkt antioxidativ sowie antientzündlich. Quercetin befindet sich reichlich in Zwiebeln und Schnittlauch, frischen Preiselbeeren und Schwarzen Johannisbeeren, Äpfeln sowie in Grünem und Schwarzem Tee.

DAS ZIEL:

Ihr Wohlfühlgewicht

Vielleicht geht es Ihnen auch so? Viele Menschen, die mit ihrem Gewicht hadern, schleppen wahrscheinlich nicht nur ein paar Pfunde zu viel mit sich herum, sondern werden oft auch von einem schlechten Gewissen geplagt. Und das, was wir täglich im Fernsehen oder Internet sehen, macht es oft noch schlimmer: Ständig werden wir mit Models und Filmstars konfrontiert, die oft schon unverschämt dünn sind. Hinter der schönen Fassade steckt aber viel Arbeit. Models und Schauspieler hungern und halten Diäten, treiben viel Sport und haben womöglich einen persönlichen Fitnesscoach, um ihre Topfigur zu halten. Nur zu gut wissen sie, dass das Aussehen ihr Kapital und ihre Existenzgrundlage ist, und ein paar Pfunde zu viel lukrative Aufträge kosten können. Die Folgen sind fatal: Schon junge Mädchen eifern ihnen nach, ohne die körperlichen Voraussetzungen dafür zu haben. Die in den Medien gelieferten Schönheitsideale haben dazu beigetragen, dass wir oft eine falsche Sicht auf unsere Figur haben. Dabei ist das eigene Körpergefühl entscheidend. Was für uns ideal ist, was am besten zu uns passt, sollten wir schon selbst bestimmen und nicht dem launischen Diktat von irgendwelchen Schönheitsidealen unterwerfen.

Das Ziel, auch beim Intervallfasten, sollte es sein, ein Gewicht anzustreben, mit dem Sie Ihr allgemeines Wohlbefinden steigern können. Nur was ist das, das Wohlfühlgewicht? Wie kann man es erkennen? Dafür gibt es ein paar Indizien, jenseits von Magermodels und dem Einsatz eines Personal Trainers: Das Wohlfühlgewicht ist bei jedem Menschen anders, je nach Körperbau und persönlichen Vorlieben. Es gibt also keine festgelegte allgemeingültige Norm oder ein standardisiertes Maß dafür. Weder extremes Schlanksein noch Übergewicht tut unserer Gesundheit gut. Das Wohlfühlgewicht hat also mit dem exakten Körpergewicht gar nicht so viel zu tun. Sich täglich auf die Waage zu stellen bringt nichts. Streichen Sie die Waage aus Ihrem Kopf und hören Sie lieber in sich hinein. Versuchen Sie zu verstehen, was Ihr Körper Ihnen für Signale sendet – darauf kommt es an. Mit der Zeit bekommen Sie ein Gefühl für das eigene Wohlfühlgewicht und orientieren sich weniger an anderen.

DER BODY-MASS-INDEX

Sollten Sie sich schwertun, Ihr Wohlfühlgewicht zu erspüren, können Sie sich notfalls zunächst an den Body-Mass-Index (BMI) halten. Dieser errechnet sich, indem Sie Ihr Gewicht durch Ihre Größe im Quadrat teilen. Für Männer gilt ein BMI von 20 bis 25 als Normalgewicht, für Frauen von 19 bis 24. Aber Vorsicht, der BMI kann nur eine Richtschnur sein, denn auch hier kann es zu Verwirrungen kommen. Schließlich kann ein Sportler mit schweren Muskeln einen höheren BMI haben als ein Moppelchen mit Rettungsringen, und auch das Alter spielt eine Rolle, ob der BMI noch als normal gilt oder schon darüber liegt (es gibt BMI-Rechner im Internet, die zumindest Letzteres berücksichtigen). Gewichts- oder Größentabellen sollten aber kein Maß sein, dem man sklavisch nacheifern muss. Das persönliche Idealgewicht kann durchaus einige Prozent über den Empfehlungen für das Normalgewicht liegen.

SCHRITT FÜR SCHRITT ZU MEHR WOHLBEFINDEN

Der erste Schritt zum Wohlfühlgewicht ist eigentlich relativ einfach: Wer sich unwohl fühlt und erkannt hat, dass das nicht an den zu breiten Hüften oder dem zu üppigen Po liegt (die individuelle Körperfettverteilung würde sich schließlich auch bei einer

Nulldiät nicht gravierend verändern), sondern er wirklich zu viel Pfunde mit sich schleppt, hat bereits den Weg zu seinem Idealgewicht gefunden. Das Ziel lässt sich aber nicht über strenge Vorschriften und Diäten erreichen, die langfristig sowieso nichts bringen. Zu schaffen ist das nur, wenn Sie sich selbst annehmen, sich gesund ernähren und lustvoll leben. Das Intervallfasten kann Sie dabei unterstützen, denn strenge Regeln gibt es eigentlich nicht, außer dass Sie an den Esstagen oder in den Ess-Stunden besser darauf achten, was Sie zu sich nehmen. Und wenn Sie Lust haben, gelegentlich über die Stränge zu schlagen, weil Sie auf eine Party oder ins Restaurant eingeladen sind, was soll's. Dann geht es mit dem Abnehmen auch beim Intervallfasten etwas langsamer, aber die Lebensfreude kommt nicht zu kurz.

Abnehmen klappt nur, wenn wir auch Freude und Genuss zulassen.

Die Essenspausen können Sie dazu nutzen, um langfristig abzunehmen, aber auch, um nach einer längeren Fastenperiode – wie etwa einer einwöchigen Heilfastenkur – Ihr Gewicht zu halten. Diese gilt übrigens laut Fastenpapst Ruediger Dahlke als die Königsdisziplin zum Einstieg ins Kurzzeitfasten, da der Stoffwechsel durch die lange Pause lernt, von seinen Reserven zu leben und bei den kurzen Pausen wieder leichter auf dieses Erfahrungsmuster zurückgreift. Trotzdem: Wem verständlicherweise eine Woche Fasten zu mühsam ist, der tastet sich mit individuell passenden Pausen an sein Wohlfühlgewicht heran. Wer zunächst wieder sein normales Hunger- und Sättigungsgefühl spüren will, ist mit Kurzzeitpausen von fünf Stunden gut beraten. Wer Gewicht langsam, aber sicher loswerden möchte, setzt auf Nacht-Fasten, wochenweises Fasten oder mehrere Fastentage im Wechsel, je nachdem, mit welcher Methode Sie sich am besten anfreunden können (siehe ab Seite 80).

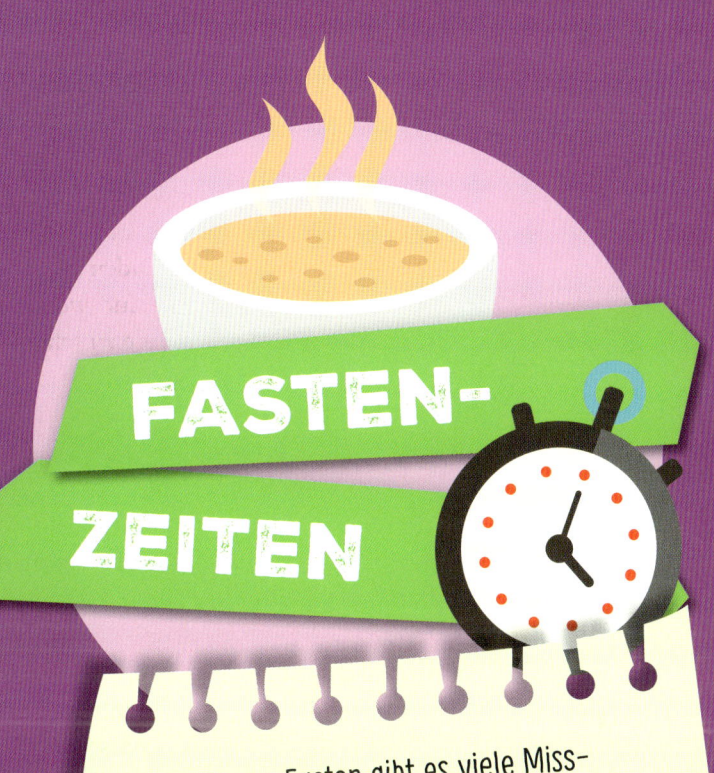

FASTEN-ZEITEN

Beim Thema Fasten gibt es viele Miss-
verständnisse: Fasten ist nicht Hungern.
Fasten ist auch viel mehr als ein paar Pfunde
loswerden. Fasten ist vielmehr der kluge,
vorübergehende, freiwillige Verzicht auf feste
Nahrung und Genussmittel, über einen bestimmten Zeitraum hinweg, sodass sich der Körper,
aber auch Seele und Geist erholen können.

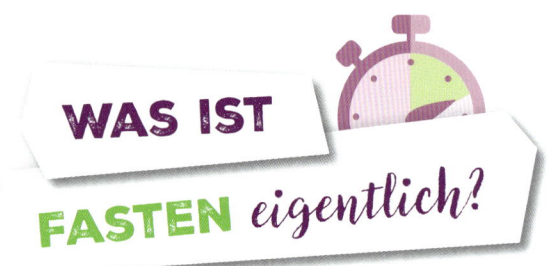

WAS IST FASTEN *eigentlich?*

Fasten ist ein Teil unseres biologischen Programms. In der Erbinformation, in unserer DNA, ist in jeder unserer Körperzellen der Rhythmus aus Fasten- und Essenszeiten angelegt, der unseren Vorfahren das Überleben ermöglichte: sich satt essen, wenn Überfluss herrscht, die Beeren reif sind und genug Wild erlegt ist. Dann wird in den Fettzellen abgespeichert, was gerade nicht benötigt wird. Später, in den Hungerphasen, kann der Körper davon zehren, was er clever deponiert hat. Von diesem intelligenten Fettspar-Mechanismus profitieren wir (mehr oder minder) bis heute.

Fasten ist jedenfalls ein ganzheitlicher Prozess, der jede Zelle, den ganzen Körper und den gesamten Stoffwechsel erfasst. Deshalb hat Fasten viele positive »Nebenwirkungen«: Fasten ist nicht nur eine Verjüngungskur für den Körper mit der schönen Folge, dass sich das Bindegewebe und die Haut straffen und Unreinheiten verschwinden. Auch das Immunsystem kann sich erholen, und der Stoffwechsel kann ein neues Gleichgewicht finden. Zahlreiche wissenschaftliche Studien belegen, dass Fasten heilsam ist. Wenn der Körper umschaltet von der Verbrennung von Zucker (Glukose) auf die von Speicherfett – und nichts anderes ist Fasten medizinisch gesehen – dann kann dies helfen, zahlreiche Krankheiten zumindest zu lindern (siehe auch ab Seite 65).

> Durch Fasten kommt der Stoffwechsel wieder ins Gleichgewicht.

Schließlich beeinflusst das Fasten auch die Seele. Wenn wir fasten, schenken wir dem Körper Zeit, sich von körperlichen und seelischen Belastungen zu befreien. Wir erhalten die Chance, uns wieder einmal auf das eigene Leben zu besinnen und uns aufs Wesentliche zu konzentrieren. Der schöne Nebeneffekt dabei: Wenn wir es schaffen, 36 Stunden oder gar ein paar Tage oder mehr mit weniger Nahrung durchs Leben zu kommen, ist das ein Riesen-Erfolgserlebnis. Es stärkt das Selbstwertgefühl ungemein. Daraus lässt sich dann sogar die Kraft schöpfen, Entscheidungen im Leben zu treffen, vor denen man sich vielleicht lange gescheut hat.

Fazit: Fasten ist DIE Methode, Körper, Geist und Seele zu entlasten, indem vorübergehend auf Nahrung verzichtet wird.

EINE KURZE GESCHICHTE DES FASTENS

Bereits im antiken Griechenland, so lautet zumindest der Mythos, hat die Fruchtbarkeitsgöttin Demeter jedes Jahr neun Tage gefastet. Der griechische Arzt Hippokrates von Kos (um 460 bis um 370 v. Chr.), bekannt als »Vater der europäischen wissenschaftlichen Heilkunde« und damit aller Ärzte, war ebenfalls vom Fasten als Therapeutikum überzeugt. Er meinte, wenn die Krankheit auf ihrer Höhe sei, müsse die knappste Nahrungszufuhr erfolgen.
Auch in der frühen nachchristlichen Zeit gab es Vorkämpfer für das Fasten. Zu den berühmtesten zählt die Heilerin und Ordensfrau Hildegard von Bingen (1098–1179 n. Chr.).

53

Nachdem im weiteren Verlauf der Geschichte das therapeutische Fasten weit-gehend in Vergessenheit geriet, wurde es im 19. Jahrhundert wiederbelebt. Zu nennen sind hier der Schweizer Arzt Maximilian Bircher-Benner (von ihm stammt das Bircher-Müsli), der Fuhrmann Johann Schroth (Schroth-Kur) sowie der Priester und Hydrotherapeut Sebastian Kneipp (Kneippsche Heilfastenkur und Wasser-anwendungen). Ihr Werk setzten im 20. Jahrhundert bekannte Fastenärzte fort, wie Otto Buchinger (1978–1976) und F. X. Mayr (1875–1965). Diese Mediziner entwickelten ein ganzheitliches Fasten, das medizinische und naturheilkundliche, psychische und religiöse Aspekte vereinte. Sie eröffneten Sanatorien und nahmen stationär Patienten auf. Hilfsmethoden wie eine regelmäßige Darmreinigung und natürlich viel Bewegung wurden eingeführt, um das Fasten zu unterstützen.

Mittlerweile hat sich die Fastentherapie an einigen medizinischen Fakultäten innerhalb der klassischen Naturheilverfahren etabliert. Vertreter der etablierten Ernährungsmedizin wie Prof. Dr. med. Heinrich Kasper sehen im Heilfasten eine geeignete Therapie bei Magen-Darm-Störungen, Übergewicht und chronischen Erkrankungen wie Rheumatismus. Heute bieten in Deutschland ein gutes Dutzend Krankenhäuser und Kliniken Fastentherapien an, bei denen das Zusammenspiel aus Körper, Geist und Seele berücksichtigt wird. In den vergangenen Jahren ging der Trend mehr und mehr hin zum Fasten für Gesunde und zum sogenannten Anti-Aging-Fasten.

Seit rund 80 Jahren ist das intermittierende Fasten, wie das Kurzzeit- oder Intervallfasten auch genannt wird, in der Wissenschaft bekannt. Beim Ramadan, dem Fastenmonat der Muslime, wird es im Grunde schon seit Jahrhunderten praktiziert. Neue Aufmerksamkeit erhielt es durch den britischen Arzt und Journalisten Michael Mosley, der die bereits bekannten Konzepte in einem Film für die BBC vorstellte und einen der ersten Ratgeber zum Thema schrieb.

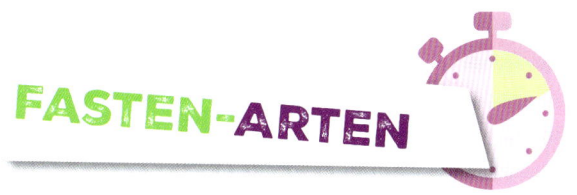

FASTEN-ARTEN

I n diesem Buch geht es vor allem um die »Easy-Version« des Fastens, also um eine Nahrungspause von höchstens 36 Stunden am Stück. Aber auch die klassische mindestens einwöchige Methode ist durchaus eine Ausführung wert, denn die Reinigung, die man (nicht nur im körperlichen Sinne) durch das Heilfasten erfährt, der Energieschub, der erfolgt, wenn die ersten schwierigeren Tage überstanden sind, und der Effekt der Umstellung des Stoffwechsels auf die Reserven ergeben sich beim Kurzzeitfasten nicht so schnell, sondern erst nach einer Gewöhnungszeit. Dafür ist Intervallfasten a la longue ideal, weil Sie jederzeit Pausen einlegen können, ohne Vorbereitung, Entlastungs- und Aufbautage (siehe Tabelle Seite 63).

Manche Ärzte raten dazu, das klassische Fasten als Einstimmung fürs Intervallfasten zu praktizieren, um ein besseres Körpergefühl und eine andere Einstellung zum Essen zu bekommen. Vielleicht möchten Sie Ihrem Körper also zuerst die intensive Reinigung für Körper, Geist und Seele gönnen und danach mit Intervallfasten – je nach Methode – weitere Kilo verlieren oder Ihr Gewicht halten?

HEILFASTEN

Ursprünglich propagierten die Päpste des Fastens, wie etwa Otto Buchinger oder Dr. med. Hellmut Lützner, während der Fastentage nur Tee oder Wasser zu trinken (Nulldiät). Im 20. Jahrhundert wurden diese Fastenkonzepte überarbeitet. Die Experten entwickelten neue Modelle, die ja nach Höhe der Energieaufnahme, der Lebensmittel- und Getränkeauswahl sowie der Begleittherapien variieren. So wird unterschieden in:

- kohlenhydratmodifiziertes Heilfasten wie Buchinger-Fasten, Säftefasten, Suppenfasten, Schroth-Kur und

- proteinmodifiziertes Fasten wie Molke-Trinkkur und Formula-Diäten.

Heilfasten wird generell über einen längeren Zeitraum hinweg praktiziert, normalerweise zwischen ein und zwei Wochen. Dazu kommen noch die Entlastungstage davor, in denen man schon bestimmte Nahrungsmittel weglässt, und die Aufbautage danach, in denen man vorsichtig wieder bestimmte Nahrungsmittel einführt. Heilfasten soll – wie der Name schon sagt – helfen, Erkrankungen und Beschwerden zu lindern, wenn nicht gar zu heilen. Dabei stützt sich die Methode auf ein natürliches Prinzip der Evolution: Selbst Tiere ziehen sich zurück und verzichten auf Nahrung, wenn sie krank sind, um dem Körper Zeit und Ruhe zu geben. Und auch Kinder mit Fieber sind oft appetitlos und verlangen erst wieder nach Nahrung, wenn ein Infekt überwunden ist. Schließlich ist mehr Kraft für die Genesung da, wenn der Körper die Energie für die Verdauung spart und der Stoffwechsel nach zwei Tagen Nahrungspause automatisch auf Sparflamme schaltet, Krankheits- und Giftstoffe ausscheidet und so seine Selbstheilungskräfte stärkt.

Heilfasten kommt für viele Menschen infrage: Gesunde können präventiv heilfasten, um Gefäßerkrankungen, Schlaganfällen und Herzinfarkten vorzubeugen. Fasten schärft zudem die Sinne. Der vorübergehende Verzicht auf Energie aus Essen lässt Sie gegenüber sich und anderen Menschen aufmerksamer werden. Fasten heißt auch: sich bewegen, sich entspannen, die Seele baumeln zu lassen, und all das ohne den Körper unnötig zu malträtieren. Denn die täglich notwendige Energie lässt sich bei vielen Methoden durch nährstoffhaltige Getränke aufnehmen.

Täglich Heilfasten zur Therapie einer Krankheit sollten Sie jedoch ausschließlich in Absprache mit Ihrem Hausarzt nutzen, sofern Sie sich nicht in die Hände von erfahrenen Fastenärzten einer Fastenklinik begeben. Natürlich hilft Heilfasten auch dabei, Gewicht abzubauen oder überflüssiges Fett an Bauch und Hüften erst gar nicht entstehen zu lassen. So schnell und effektiv ein paar Kilo loszuwerden erfordert aber ein hohes Maß an Disziplin.

Egal, ob Sie sich für kohlenhydratmodifiziertes oder proteinmodifiziertes Fasten entscheiden, ich würde Ihnen grundsätzlich raten, sich mit Gleichgesinnten in einer Fastengruppe zusammenzutun oder am besten eine Fastenklinik zu besuchen. Die Chance, durchzuhalten und besonders bei den Aufbautagen hinterher nichts falsch zu machen, was den Darm durcheinanderbringen könnte, erhöht sich doch enorm.

Im Folgenden stelle ich Ihnen drei Beispiele für Heilfasten vor. Das Tee- und das Suppenfasten eignen sich auch fürs Intervallfasten, wenn Sie sich für die Methode entscheiden, bei der an einzelnen Tagen der Woche gefastet wird (siehe ab Seite 87).

Heilfasten funktioniert am besten unter Gleichgesinnten.

Heilfasten in der Klinik: Beispiel Buchinger

Fasten in guter Atmosphäre unter ärztlicher Aufsicht – das war für den Begründer Dr. Otto Buchinger der »Königsweg der Heilkunst«. Bis heute wird dies in Buchinger-Kliniken und Fastengruppen angeboten. Solche Kuren dauern in der Regel inklusive Entlastungs- und Aufbautagen drei bis vier Wochen. Buchinger setzt dabei auf eine »niederkalorische Trinkkur«: Der Körper erhält täglich nur etwa 250 Kalorien. Auf dem Trinkplan stehen folglich Säfte, Tees und Brühe.

Zwischendurch wird reichlich Mineralwasser gereicht. Je nach Indikation bekommt der Fastende noch individuell Zusätze wie Magnesium oder Mineralien.

Dem Körper wird also weder Fett noch Eiweiß zugeführt, was Verdauung und Stoffwechsel schont. Trotz der stark reduzierten Kalorienzufuhr muss der Organismus nicht auf Vitamine, Mineralstoffe und Pflanzensubstanzen verzichten, die entwässern und das Bindegewebe festigen. Diese gibt's ja durch die flüssige Nahrung. Darm und Nieren können so dank der vielen Flüssigkeit überschüssige Restbestandteile der Nahrung ausscheiden, sodass der Körper von innen gereinigt und die Verdauung sanft angeregt wird. Langsames Trinken soll dabei helfen, dass Hungergefühle bei dieser Fastenkur möglichst selten aufkommen. Denn die Obst- und Gemüsesäfte werden im Verhältnis 50:50 mit Mineralwasser verdünnt und dann wie eine Suppe gelöffelt. Jeder Schluck wird so sozusagen gekaut, wodurch der Sättigungseffekt viel höher ist als beim normalen schnellen Trinken.

Heilfasten zu Hause für Gesunde

Das Teefasten geht so ähnlich wie das Fasten nach Buchinger. Auch hier sind Kalorien verpönt, stattdessen werden nur Kräutertee und Wasser getrunken. Das Angenehme dabei: Der Tee wärmt – anders als beim reinen Wasserfasten. Außerdem wirken die Tees basenbildend und haben entgiftende Eigenschaften. Allerdings sollten nur völlig gesunde Menschen, die möglichst schon Erfahrungen mit dem Fasten gesammelt haben, das Teefasten zu Hause wagen. Kranke Personen sollten sich in die Obhut einer Fastenklinik begeben.

Wenn Sie sich dafür entscheiden, sollten Sie dies nicht länger als drei bis vier Tage tun und vorher mindestens zwei Entlastungstage einplanen, an denen Sie schon fette (vor allem aus Fleisch und Wurst), süße und stärkereiche Speisen sowie Alkohol meiden. Wenn Sie Anregungen suchen: Sämtliche Wohlfühlrezepte ab Seite 135 eignen sich für diese einführenden Tage. Beim Teefasten werden dreimal täglich jeweils zwei große Tassen Kräuter-

Teefasten eignet sich über mehrere Tage hinweg nur für Gesunde.

tee getrunken. Honig oder andere Süßungsmittel sind dabei nicht gestattet. Zwischendurch gibt es Wasser. Insgesamt sollte sich die Trinkmenge auf täglich drei Liter belaufen, wobei die Teesorten nicht entscheidend sind. Die Tees sollten aber naturbelassen, von guter Qualität, frei von chemischen Zusätzen und von unterschiedlicher Zusammensetzung sein, um den Organismus nicht zusätzlich zu belasten.

Geeignete Teesorten für den Entschlackungsprozess sind: Salbeitee, Fencheltee, Wachholderbeerentee, Holunderblütentee, Kümmeltee, Lindenblütentee, Pfefferminztee – aber wie gesagt, nicht etwa eineinhalb Liter Salbeitee an einem und eineinhalb Liter Pfefferminztee am anderen Tag, sondern gemischt. Zusätzlich unterstützt Kamillentee Magen und Darm. Grüner und schwarzer Tee kurbeln den Kreislauf an, sollten aber nur in Maßen genossen werden. Tees mit entgiftenden Eigenschaften können Sie zum Beispiel im Reformhaus kaufen. Wer aus der Fastenzeit bewusst eine Auszeit machen will, aber Probleme hat, Ruhe zu finden und etwa den Berufsalltag zu vergessen, kann auf diese Teesorten setzen: Baldriantee, Ringelblumentee, Weißdorntee, Johanniskrauttee, Lavendeltee. Aber egal welcher zu Ihren Lieblingen gehört, Sie werden sich noch wundern, wie intensiv die einzelnen Tees plötzlich duften und schmecken können.

Nur mit Tee und Wasser zu fasten, erfordert ein besonders hohes Maß an Disziplin. **Das Suppenfasten** ist eindeutig die leichtere Variante. Das Fasten mit Gemüsesuppen ohne stärkereiche Zutaten wie Kartoffeln oder Wurzeln macht einigermaßen satt, da der Magen nach der Mahlzeit gut gefüllt ist. Wer so fastet, verliert nicht seine Leistungsfähigkeit, zumal frisch gepresste Säfte, Tees und Wasser beim Suppenfasten helfen, die Ausscheidung zu unterstützen und den Fettabbau zu beschleunigen. Auch enthalten die Suppen genügend Enzyme, Mineralstoffe und Spurenelemente und können dazu beitragen, entzündliche Prozesse im

Magen-Darm-Bereich abklingen zu lassen. Kurzum, diese Methode eignet sich für all diejenigen, die ein paar Kilo verlieren wollen, ohne sich zu quälen und vielleicht auch noch dabei arbeiten möchten.

Suppenfasten ist eigentlich ganz einfach: Sie müssen wieder mindestens mit zwei Entlastungstagen beginnen und können sich dann dreimal täglich auf ein bis zwei Teller wärmende Suppe freuen, die Sie auch in der Thermoskanne ins Büro mitnehmen können. Am Morgen kann es losgehen mit einer Haferflockensuppe. Diese hilft dabei, überschüssige Säure zu binden, Giftstoffe aus dem Körper zu treiben und zugleich den Cholesterinspiegel zu reduzieren. Mittags und abends gibt es dann eine warme Gemüsesuppe. Der Vorteil: Sie lässt sich auch in größeren Mengen vorkochen, das spart Zeit und Mühe. Dieser Fettverbrenner sättigt, schont den Magen und belastet auch nicht die Verdauung, sofern Sie die Zutaten richtig ausgewählt haben. Infrage kommen zum Beispiel Kartoffeln, Sellerie und Karotten, wahlweise mit Ingwer, der entschlackend wirkt und die Fettverdauung unterstützt. Von Bohnen, Linsen und anderen Hülsenfrüchten wird hingegen beim Suppenfasten eher abgeraten, da der obere Verdauungstrakt manche ihrer Inhaltsstoffe nicht aufspalten kann. Geeignete Rezepte finden Sie auf Seite 138 und ab Seite 143.

Ideal: Fasten mit ballaststoffreichen, kalorienarmen Suppen.

INTERVALLFASTEN

Lange Zeit waren Ernährungswissenschaftler davon überzeugt, dass eine zu fettreiche Ernährung ein maßgeblicher Grund für Fettleibigkeit ist. Inzwischen hat sich längst die Überzeugung durchgesetzt: Es kommt auch auf das Timing an. Es geht also nicht allein um die Menge des Essens oder seine Zusammensetzung, sondern vor allem auch um den Essrhythmus: Wann Sie essen und wann Sie mit der Nahrungsaufnahme aussetzen. Diese Perioden des Essens und des Verzichts auf Nahrung wechseln sich beim Intervallfasten je nach Methode in einem bestimmten Zeitrahmen ab.

Wir beginnen den Tag normalerweise mit einem Frühstück und nehmen dann den ganzen Tag über Nahrung zu uns, um unseren Energielevel stabil zu halten. Abends kommen wir von der Arbeit heim und essen nach dem Abendbrot vielleicht weiter Chips und Gummibärchen, bis wir den Fernseher oder Computer ausschalten und unmittelbar danach ins Bett gehen. Nachts fasten wir natürlich, das steckt in unseren Genen, aber länger als acht Stunden sind es meistens nicht. Dehnen wir die Fastenphase jedoch weiter aus, profitiert davon unser Stoffwechsel und Magen sowie Leber bekommen eine Erholungspause mit allen positiven Auswirkungen auf die Gesundheit (siehe ab Seite 66).

Wer in Intervallen fastet, also zwischen Fasten und Nicht-Fasten wechselt, macht sich diese Erkenntnis zunutze. Man hat also einen bestimmten Essrhythmus und versorgt dabei – anders als beim echten Fasten – den Körper sehr wohl mit Nahrung, nur eben zu bestimmten Zeiten und vor allem nur in bestimmten Zeitabständen. Phasen des normalen Essens folgen also Zeitabschnitte, in denen man nichts verzehrt.
Bei diesem Intervallfasten gibt es verschiedene Varianten. So unterscheidet man zwischen

- täglichem Fasten (daily fasting) und

- wöchentlichem Fasten (weekly fasting)

Das heißt: Ein Fastentag pro Woche ist genauso möglich wie tägliches Fasten über mehrere Stunden hinweg (siehe ab Seite 80). Das Praktische dabei: Diese Form des Fastens können Sie ohne große Probleme in Ihren Arbeits- und Familienalltag einflechten.

Außerdem müssen Sie normalerweise keine unangenehmen Nebenwirkungen wie Erschöpfungsgefühle, Kopfschmerzen oder gar Depressionsattacken fürchten, da der Körper nicht so entgiftet wird wie etwa beim klassischen mehrtägigen Fasten.

Das Intervallfasten kommt deshalb für alle Menschen infrage, die im Prinzip gesund sind, weiter Ihre Lieblingsgerichte essen und dennoch nicht an Gewicht zulegen oder über mehrere Wochen hinweg kontinuierlich und vor allem dauerhaft Gewicht verlieren, vielleicht auch etwas gegen ihren Bluthochdruck und für ihren Cholesterinspiegel tun und sich einfacher besser fühlen wollen.

Wie Sie bei den einzelnen Methoden vorgehen, erkläre ich Ihnen im nächsten Kapitel Schritt für Schritt.

AUF EINEN BLICK: HEIL- UND INTERVALLFASTEN

HEILFASTEN	INTERVALLFASTEN
Abnehm-Effekt	
Durchaus vorhanden, aber nicht so hoch wie beim Intervallfasten, da es sich normalerweise nur um einen auf höchstens vier Wochen (inklusive Aufbau- und Entlastungstage) begrenzten Zeitraum im Jahr handelt.	Hoch, sogar dann, wenn man in der Fastenpause mehr isst, als man sollte. Wenn man die Kalorien vergleicht, die in einer normalen Woche und in einer Intervallfastenwoche mit z. B. ein oder zwei Tagen Essenspause zusammenkommen, sind es unter dem Strich in der Fastenwoche wesentlich weniger. Wer übers ganze Jahr hinweg Essphasen und -pausen abwechselt, verliert je nach Methode kontinuierlich Gewicht.

Jo-Jo-Effekt

Kein Problem beim Heilfasten, wenn die Aufbautage konsequent eingehalten werden. (Was wegen der Darmgesundheit ohnehin sein muss, siehe unten). Denn so haben Sie nach der mageren Zeit kein Problem mit dem reduzierten Grundumsatz (siehe Seite 17).

Wenn Sie allerdings danach für den Rest des Jahres wieder essen wie eh und je, wird sich das Gewicht unweigerlich steigern.

Gibt es nicht, denn die Hungerphasen sind so kurz, dass der Körper keine Muskelmasse abbaut. Er ernährt sich, wenn er entsprechend geübt ist, dann aus den Reserven, also aus den Fettspeichern. Daher müssen Sie nur darauf achten, an den Esstagen bzw. in den Ess-Stunden nicht über Ihren Hunger hinaus zu essen und vor allem zu viel Zucker- und Stärke im Essen vermeiden, die im Übermaß Insulin locken und damit die Fettverbrennung blockieren.

Einsatz von Abführmitteln

Da der Darm mehr als zwei bis vier Tage ohne feste Nahrung auskommen muss und die Ballaststoffe, die ihn sonst anregen, fehlen, ist Abführen mit Glauber- oder Bittersalz am Anfang der Fastenkur notwendig.

Entfällt normalerweise. Wenn Sie allerdings anfangs Verdauungsprobleme haben sollten, helfen Hausmittel (siehe ab Seite 113).

Aufbau- und Entlastungstage

Diese sind am Anfang und am Ende der Kur unbedingt notwendig, Von hundert auf null und wieder zurück auf hundert würde Magen und Darm komplett überfordern. Daher gehört eine Woche Einführungszeit dazu, in der man schon bestimmte Nahrungsmittel weglassen (Alkohol, Süßigkeiten, Fleisch, Weißmehl) und weniger Kalorien aufnehmen soll. Und hinterher folgt eine Woche Aufbauzeit, in der man ganz langsam, gemächlich und wohlüberlegt wieder zu essen beginnt.

Entfällt normalerweise bei dieser Form des Fastens.

HEILFASTEN

INTERVALLFASTEN

Unterstützende Maßnahmen

Leberwickel helfen beim Entgiften und Trockenbürsten, dass der Kreislauf stabil bleibt (ein Thema bei niedrigem Blutdruck). Außerdem sind Bewegung wie Spazieren, Fastenwandern – also, moderates Ausdauertraining – und Entspannungstechniken wie Yoga oder Autogenes Training ideal, denn Geist und Seele entgiften mit.

Ein Leberwickel wirkt ebenfalls Wunder, denn er unterstützt unser wichtigstes Entgiftungsorgan bei seiner Arbeit! Trockenbürsten, Bewegung und Entspannungstechniken sind genauso sinnvoll wie beim Heilfasten.

Fastenbeschwerden

In den ersten Tagen können Erschöpfungsgefühle, Kopfschmerzen oder gar Depressionsattacken auftreten, da der Körper entgiftet und eben auch hungert.

Es gibt weniger unangenehme Begleiterscheinungen, denn Sie essen ja zwischendurch oder behelfen sich mit Suppe, wenn es Ihnen noch zu schwierig ist, nur mit kalorienfreien Getränken durch den Tag zu kommen. Hungergefühle oder Kopfschmerzen können beim tageweisen Intervallfasten, solange es ungewohnt ist, aber auch mal auftreten.

Zeit für Geist und Seele

Viel, da Einkaufen, Kochen und Essen wegfallen.
Allerdings normalerweise nur ein- bis zweimal im Jahr über zwei bis vier Wochen (inklusive Entlastungs- und Aufbauwoche).

Weniger, es sei denn, es gelingt Ihnen, an den einzelnen Fastentagen oder -stunden wirklich bewusst bei sich zu sein oder noch besser – auch in der Zeit zwischen den Intervallen besser auf sich und Ihre inneren Bedürfnisse (nein, kein Essen!) zu hören. Dann allerdings ist die Wirkung sogar noch größer, denn Intervallfasten lässt sich das ganze Jahr und ein Leben lang durchführen.

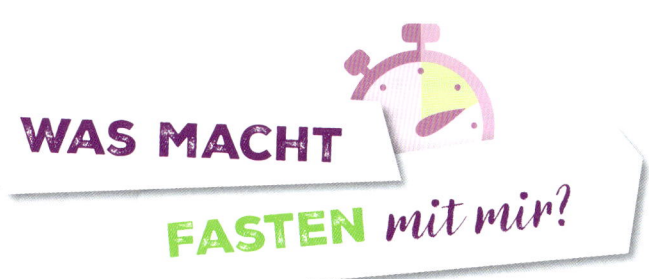

WAS MACHT FASTEN *mit mir?*

Bevor Sie mit dem Intervallfasten beginnen, sollten Sie noch einmal innehalten und sich die Frage stellen: Warum will ich eigentlich fasten? Geht es mir ums Entschlacken und Entgiften, also ums Heilfasten? Geht es einfach darum, ein paar Kilo abzunehmen, in der Hoffnung, dass es durch diese Methode einfacher geht und das Ergebnis dauerhafter ist als bei üblichen Diäten? Oder denken Sie daran, langfristig anders zu essen und Ihre Ernährung umzustellen? Vielleicht wünschen Sie sich sogar insgeheim, im Alltag ein paar Beschwerden weniger zu haben? Im Zweifel sollten Sie sich nicht scheuen, zu einem Arzt zu gehen und sich beraten zu lassen, besonders bei schweren gesundheitlichen Einschränkungen wie etwa Bluthochdruck oder Diabetes. Sie oder er kann Ihnen sagen, ob für Sie eine klassische, also längere Fastenkur mit allem, was dazugehört, infrage kommt, ob Sie das Ihrem Stoffwechsel zumuten können, der vielleicht durch eine ungesunde Lebensweise aus der Balance geraten ist, oder ob Sie lieber nur »easy« fasten, also kürzere Nahrungspausen einlegen sollten. So oder so, vor dem Start ist es gut zu wissen, was Sie wollen und ob Sie einen klaren Schnitt anstreben. Das hilft, sich zu motivieren und sich schrittweise von alten, lieb gewonnenen Gewohnheiten zu verabschieden. Vielleicht regen auch die folgenden Seiten, die die gesundheitlichen Auswirkungen des Fastens ausführlich behandeln, Sie dazu an, Ihrem Leben eine neue Richtung zu geben.

65

STOFFWECHSELBALANCE

Fasten, das bestreitet heute kein Ernährungsexperte mehr, wirkt sich auf den Stoffwechsel positiv aus. Das beginnt schon bei Nahrungspausen von 14 Stunden, speziell über Nacht im Schlaf, weil die natürlichen Regenerationsprogramme besser laufen, wenn die Verdauung ruht. Kreist das Verdauungshormon Insulin im Blut, weil man spät gegessen hat, werden die Schlaf- und Regenerationshormone Somatotropin und Melatonin ausgebremst. Diese signalisieren Ruhe, Reparatur und Abbau, Insulin hingegen Energiezufuhr und Masseaufbau. Der menschliche Stoffwechsel arbeitet schließlich in Phasen, die von Hormonen dirigiert werden. Der natürliche Wechsel zwischen auf- und abbauenden Stoffwechselprozessen, der sogenannten anabolen und katabolen Phase, ist gut für den Körper, ständiger Aufbau und Reiz zum Wachstum hingegen schädlich.

Hinzu kommt ein weiterer gesundheitlicher Aspekt: Kann sich der Körper gut regenerieren, entstehen weniger freie Radikale, die die Balance im Stoffwechsel stören. Diese Sauerstoffmoleküle können Zellen und die DNA schädigen, was auf Dauer dazu führt, dass der Organismus vorzeitig altert. Fachleute sprechen hier vom oxidativem Stress, der viele Ursachen haben kann: Nährstoffmangel, Umweltbelastungen, zu viel Sonnenlicht, Rauchen, körperlicher oder seelischer Stress, Medikamente, Verletzungen, aber auch eine zu zuckerhaltige Ernährung. Umso wichtiger ist es, oxidativem Stress im Körper vorzubeugen, der mit vielen Zivilisationskrankheiten wie Parkinson, Alzheimer, ALS, Arteriosklerose, Krebs oder Herzkrankheiten in Verbindung gebracht wird.

Es liegt deshalb auch auf der Hand, dass der Körper eines Fastenden sich nur langsam auf die »innere Ernährung« umstellen kann. Zunächst zieht dieser die in Form von Glykogen – vornehmlich in der Leber – gespeicherten Kohlenhydrate heran, um sich mit Energie versorgen zu können. Sind diese Reserven nach etwa einem Tag verbraucht, wird vorübergehend vermehrt Eiweiß angezapft, um daraus Glukose zu gewinnen. Dafür stehen beispielsweise Enzyme des Verdauungstrakts, Darmzotten der Darmschleimhaut und überflüssige Eiweißbaustoffe zur Verfügung. Wird dann überschüssiges Fett verbraucht, so wird auch das stützende Bindegewebe überflüssig und kann zu Ketonkörpern verstoffwechselt werden. Speziell das Gehirn, das keine Fettsäuren aufnehmen kann, um daraus Energie zu gewinnen, da die Blut-Hirn-Schranke nicht für Fettsäuren durchlässig ist, benötigt diese im Zustand des Fastens als Energieträger. Durch ihre Verwertung kann unsere Steuerzentrale im Kopf ihren Glukosebedarf von durchschnittlich täglich ca. 150 Gramm pro Tag auf ca. 50 Gramm pro Tag reduzieren. Der Anteil der Fettverbrennung steigert sich dabei auf bis zu 95 Prozent.

Durch Fasten kann der Stoffwechsel ein neues Gleichgewicht finden.

GESUNDER BLUTDRUCK

Bluthochdruck kann viele Ursachen haben: Es können beispielsweise Nierenerkrankungen und hormonelle Störungen zur Hypertonie führen. Es können auch viele andere Faktoren wie etwa Lebensumstände, Arbeitsbedingungen und das Erbgut zusammenspielen. Vor allem Übergewicht, zu stark gesalzene Lebensmittel, erhöhter Alkoholkonsum und psychischer Stress gelten als Auslöser für Bluthochdruck Häufig tritt Bluthochdruck gemeinsam mit Übergewicht, zu hohen Blutfettwerten und Typ-2-Diabetes auf.

Schon der Fastenarzt Otto Buchinger war sich sicher: Fasten kann dazu beitragen, Herz- und Gefäßerkrankungen zu lindern und den Blutdruck zu normalisieren. Heute wissen Medizinforscher noch mehr. Wer gelegentlich aufs Essen verzichtet, beugt

67

damit einem Herzinfarkt oder Schlaganfall vor. Und regelmäßig jeden zweiten Tag zu fasten hilft, den Blutdruck zu senken. So hatten Wissenschaftler in einer Studie die Auswirkungen von Wasserfasten auf die Werte von Hochdruckpatienten untersucht. Dabei aßen 147 Studienteilnehmer mit Bluthochdruck zunächst zwei bis drei Vorbereitungstage lang nur Obst und Gemüse, anschließend nahmen sie zehn bis elf Tage ausschließlich Wasser und Kräutertees zu sich. Im Anschluss folgten sechs bis sieben Aufbautage, in denen eine fett- und salzarme, vegane Ernährung bevorzugt wurde. Das Ergebnis: Bei 90 Prozent der Studienteilnehmer normalisierte sich der Blutdruck am Ende des Fastenprogramms, er sank im Schnitt um 37/13 mmHg (Millimeter/Quecksilbersäule) auf Werte unter 140/90 mmHg.

Das Fasten hat dabei zwei positive Effekte: Es wird überschüssiges Kochsalz ausgeschieden. Gleichzeitig ist Fasten aber auch belebend und stressabbauend, wodurch weniger Adrenalin ausgeschüttet wird. Dieses Stresshormon ist dafür bekannt, den Blutdruck zu erhöhen und die Herzfrequenz zu steigern. Noch dazu setzt Fasten die Aktivität des peripheren Nervensystems herab, das unter anderem für den Stoffwechsel, aber auch für den Blutdruck zuständig ist.

Professor Dr. Martin Hausberg, Vorstandsvorsitzender der Deutschen Hochdruckliga, warnt aber vor übertriebenen Erwartungen: »Fastenkuren als Zäsur, als Übergang zu einer prinzipiellen Änderung der Ernährungsweise, können in einzelnen Fällen sinnvoll sein«, sagte der Experte 2015 in einer Pressemeldung der Deutschen Hochdruckliga e.V. Dass sich die Blutdruckwerte dadurch vollständig normalisieren, dürfe man aber nicht erwarten, solange es nicht mit einer vollständig veränderten Ernährungs- und Lebensweise einhergehe. Er rät Hochdruckpatienten, sicherheitshalber nur unter ärztlicher Überwachung zu fasten.

Fasten bei Krebs

Es klingt unglaublich, ist aber alles andere als wissenschaftlicher Humbug: Fasten kann Krebstherapien positiv beeinflussen. Mehrere Studien liefern dazu wertvolle Erkenntnisse, besonders mit Mäusen, die über einen ähnlichen Stoffwechsel wie Menschen verfügen. So fand der Biologe Valter D. Longo von der University of Southern California in San Francisco heraus, dass gesunde Mäusezellen sich problemlos auf einen reduzierten Stoffwechsel einstellen können – und dadurch letztlich stärker werden. Krebszellen werden nämlich durch den Entzug von Glukose geschwächt. Schließlich geht der Insulinspiegel dadurch nach unten, die Aufnahme von Zucker wird verringert und damit die Bildung von Krebszellen, die auf Zucker »stehen«. Longo fand heraus, dass sich die Erkrankungsrate von Mäusen, denen er zuvor Krebszellen injiziert hatte, deutlich reduzieren ließ, wenn die Tiere hin und wieder keine Nahrung bekamen. Wurde in Intervallen gefastet, verringerte sich die Rate sogar noch mal deutlich. Positive Wirkungen des Fastens konnte er auch bei der Chemotherapie nachweisen: Bei dieser Studie erhielt die eine Mäusegruppe normales Futter, die andere ging leer aus. Anschließend wurde beiden Gruppen hohe Mengen an Chemotherapeutika verabreicht, und zwar in einer drei bis fünf Mal höheren Dosis, als es bei Menschen erlaubt wäre. Das Ergebnis war verblüffend: Die auf Zwangsdiät gesetzten Mäuse überlebten die Überdosis, die normal ernährten Mäuse starben.

Der Versuch zeigt, dass kurzzeitige Fastenperioden helfen, das Wachstum bösartiger Tumore zu verringern und die Wirkung einer Chemotherapie zu verbessern. Die Kombination beider Methoden ist somit deutlich wirkungsvoller als eine Chemotherapie allein. Longo erklärte das damit, dass die Krebszellen »verwirrt« würden, wenn sie in der Energiezufuhr extremen Schwankungen durch den Wechsel von Nahrungszufuhr und Fasten ausgesetzt sind. Gesunde Zellen stellen sich hingegen leicht auf den Wechsel von Nahrungszufuhr und Fasten ein und können auf Schutzbetrieb umschalten, wenn nur wenig Glukose zur Verfügung steht. Krebszellen scheinen ein Umfeld mit wenig Glukose nicht zu mögen. Longo vertritt sogar die Überzeugung, dass das Fasten an sich das Wachstum von Krebszellen beeinträchtigt – auch ohne Chemotherapie.

Inzwischen mehren sich die Anzeichen, dass sich die Ergebnisse seiner Versuche durchaus auf Menschen übertragen lassen. Berichte von Krebspatienten, die während ihrer Chemotherapie gefastet haben, deuten darauf hin, dass Longo recht haben könnte. Michelle Harvie, Ernährungsmedizinerin an der Universität Manchester, die seit Jahren dem Zusammenhang von Übergewicht und Krebs auf der Spur ist, erfand aufgrund der Erkenntnisse aus diversen Tierversuchen sogar ein einfaches Konzept zum Abnehmen, die sogenannte 5:2-Diät (siehe Seite 89).

GESUNDES HERZ

Es gibt Ärzte, die generell Patienten mit Herzproblemen nahelegen, auf keinen Fall zu fasten. Nun sind gerade Herzpatienten gut beraten, den Arzt ihres Vertrauens zurate zu ziehen, bevor sie längere Nahrungspausen einplanen. Kommt ein kategorisches Nein, schadet es aber sicher nicht, eine zweite Meinung einzuholen. Es kommt nämlich auf den Einzelfall an – und vor allem darauf, wie man fastet. Fasten kann bei Herzproblemen durchaus sinnvoll sein, vor allem wenn dies mit Sport und Konditionstraining verbunden wird. Selbst nach einem Herzinfarkt ist Heilfasten nicht grundsätzlich ausgeschlossen. Darauf wies bereits der Fastenarzt Dr. Fahrner 1970 hin.

Herzpatienten müssen mit dem Arzt das Fasten genau besprechen.

Fastende mit Herzleiden und Kreislauferkrankungen sollten jedoch bei einer Fastentherapie vorsichtig vorgehen, erst recht, wenn ihre Symptome, vor allem die Verkalkung der Herzkranzgefäße, schon weit fortgeschritten sind. So empfehlen Fastenexperten solchen Patienten eindringlich, nicht ganz auf Nahrung zu verzichten, wie beim Wasser- oder Teefasten üblich. Stattdessen raten sie, den Körper gut mit Gemüsebrühe, Obstsaft, Buttermilch, Getreideschleim und/oder Honig zu versorgen. Auch Hauruck-Aktionen kommen bei Herzpatienten überhaupt nicht infrage. Sie sollten vielmehr den Körper langsam an die veränderte Nahrungsaufnahme gewöhnen, zum Beispiel mit einer einwöchigen Vollwertdiät.

Direkt mit dem Fasten trotz womöglich fortgeschrittener Probleme an den Herzkranzgefäßen zu beginnen, halten die Mediziner unisono für gefährlich. Das liegt an einem Effekt, den Sie jetzt bereits kennen: Beim Fasten wird ja zunächst nicht das überflüssige Fett abgebaut, sondern eben zum Teil Eiweiße, die auch aus dem Muskelgewebe kommen, vor allem, wenn der Fastende sich während der Fastenkur zu wenig bewegt. Erst später greift der Körper auf die Fettreserven zurück. Davon ist auch das Herz betroffen, im Extremfall kann dies zu einem plötzlichen Herztod führen, wenn Menschen mit Herzproblemen übertrieben streng fasten und den für das Herz so wichtigen Mineralienhaushalt durcheinanderbringen.

Andererseits können Menschen, die richtig fasten, viel für ihr Herz tun. Ist der Herzmuskel durch langjährigen erhöhten Blutdruck übermäßig angewachsen (Hypertrophie), kann das Fasten dazu beitragen, die Dicke des Herzmuskels zu verringern. Zwei epidemiologische Studien aus Utah in den Vereinigten Staaten legen sogar den Schluss nahe, dass regelmäßiges Fasten das Risiko für Typ-2-Diabetes und Hyperlipidämie (erhöhte Fette (Lipide) im Blutserum) senkt. Fasten hat eine heilende und entlastende Wirkung auf Herz und Gefäße. Es trägt dazu bei, den Blutdruck zu normalisieren und die ihn regulierenden Hormone ins Gleichgewicht zu bringen, was positive Folgen für die Gefäßweite und für Menschen mit beginnenden Durchblutungsstörungen hat. Man könnte auch von einem Verjüngungseffekt sprechen, kann das Fasten doch dabei helfen, Ablagerungen (Plaques) in den Gefäßen abzubauen, lästigen Krampfadern den Garaus zu machen und die muskulären Venenwände zu stärken. Und das reduziert das Risiko eines lebensgefährlichen Herzinfarkts.

DIABETES-VORSORGE

Diabetes zählt mittlerweile zu den Volkskrankheiten. Häufig ist er, man muss das so hart sagen, hausgemacht: Wer jahrelang ungesund lebt, täglich viel Zucker isst, der bekanntlich in vielen industriell gefertigten Lebensmitteln versteckt ist, wer sich wenig bewegt, erhöht erheblich das Risiko, die Stoffwechselerkrankung, die durch erhöhte Blutzuckerwerte gekennzeichnet ist, zu bekommen. Die Folgen tragen Patienten, die ihr Übergewicht beibehalten, ein Leben lang: Sie müssen Medikamente nehmen und Insulin spritzen. Täglich ist der Blutzucker zu messen. Partys mit viel Alkohol werden schnell zur Gefahr. Jede kleine Sünde ist im Blutzuckerspiegel sichtbar. Die gesundheitlichen Risiken im Gefolge einer Diabetes-Erkrankung sind enorm.

FORMEN DES DIABETES

Man unterscheidet zwei Varianten: Bei **Typ-1-Diabetes** leiden die Erkrankten unter einem Insulinmangel, weil die Bauchspeicheldrüse das Hormon nicht produzieren kann. Sogenannte Antikörper, also körpereigene Abwehrstoffe sind dafür verantwortlich: Sie zerstören die insulinbildenden Zellen. Daraus entwickelt sich ein Diabetes, der meist im Kindes- oder Jugendalter entsteht und daher auch als »juveniler Diabetes« bezeichnet wird. Diese Diabetesform gibt es aber auch bei Erwachsenen.

Typ-2-Diabetes ist auf eine Insulinresistenz der Zellen zurückzuführen. In solchen Fällen sind die Körperzellen weniger empfindlich gegenüber Insulin. Dahinter steckt eine jahrelange Überproduktion des Schlüsselhormons: Die Überernährung mit Zucker hat die Zellen der Bauchspeicheldrüse erschöpft, die Insulin produzieren. Leider haben inzwischen auch immer mehr Kinder und Jugendliche diese Form der Zuckerkrankheit, weil sie sich von früh an ungesund ernährt haben, sodass der Beiname »Altersdiabetes« längst überholt ist.

Fasten ist auch für Diabetiker eine gute Sache. Wer unter krankhaftem Übergewicht (Adipositas), Bluthochdruck (Hypertonie), Fett- und Zuckerstoffwechselstörungen (Hypercholesterinämie, Diabetes Typ 2) leidet, kann von einer Fastentherapie profitieren. Das Beste dabei: Solche Patienten brauchen während des Fastens in der Regel keine Medikamente, die zuckersenkend wirken. Nicht selten dürfen sie sogar beim Fasten Insulin ganz absetzen. Der unerwünschte Masteffekt des Insulins vermindert sich, dadurch können sie leichter und schneller an Gewicht

73

verlieren. Bestenfalls besteht sogar die Chance, dass an Diabetes erkrankte Fastende nach der Fastentherapie weniger oder überhaupt keine Medikamente mehr benötigen.

Dies hängt auch davon ab, wie lange die Krankheit schon bestand und wie lange gefastet wurde. Und natürlich muss das Ganze mit einem anderen, gesünderen Lebensstil einhergehen. So wiesen Forscher in Großbritannien nach, dass sich durch eine achtwöchige tägliche 600-Kalorien-Diät die Funktionen der Bauchspeicheldrüse, in deren Betazellen Insulin produziert wird, und die Insulinsensitivität der Leber bei oral mit Medikamenten behandelten Typ-2-Diabetikern normalisieren können. Beide Komponenten, die körpereigene Insulinproduktion sowie die Bindungsfähigkeit der Insulinrezeptoren, gelten als Schlüsselstellen bei Entstehung von Diabetes. Die Forscher der Universität in Aston stellten überdies fest, dass Intervallfasten auch bei Typ-2-Diabetes sehr empfehlenswert ist, da dies besonders bei übergewichtigen Personen das Fortschreiten des Diabetes verlangsamte und auch die Zahl der Diabetes-Neuerkrankungen verringerte.

Diabetiker sollten jedoch genau prüfen, welche Fastenart für sie infrage kommt, um kein Risiko einzugehen. Daher wird ihnen empfohlen, auf jeden Fall vorher mit einem Arzt zu sprechen oder gleich in eine Fastenklinik zu gehen. Schließlich ist es von großer Bedeutung, welche Medikamente Diabetiker verschrieben bekommen haben. Manche lassen sich während einer Fastenkur problemlos weiternehmen, andere nicht. Auch Patienten, die Insulin spritzen, müssen vorher ihren Arzt konsultieren, sie dürfen auf keinen Fall ohne Rücksprache einfach die Insulinspritzen weglassen. Im Zweifelsfall sollten Sie sich die Mühe machen, eine zweite Meinung von einem Mediziner einzuholen.

ANTI-AGING

Wovon hängt es ab, ob ein Mensch zum Beispiel 60, 70 oder 80 Jahre alt wird? Klar, da spielen viele Faktoren eine Rolle. Zwillingsforscher haben aber herausgefunden, dass die genetischen Voraussetzungen zum Zeitpunkt der Geburt nur zu 25 bis 30 Prozent bestimmen, wie lange eine Person lebt. Unser Lebensstil, die Umwelt, in der wir aufwachsen und leben, die Art und Weise, wie wir uns ernähren, trägt maßgeblich dazu bei, ob wir ein hohes Alter erreichen. Und ab und zu, aber regelmäßig die Kalorien zu reduzieren, ist neben Sport eine der besten Möglichkeiten, gesund und jung zu bleiben. Übergewicht und ein ungesunder Lebensstil kosten hingegen Lebensjahre. Nicht umsonst prägte schon vor 3200 Jahren ein gelehrter Chinese ein Sprichwort, das sich auf das 21. Jahrhundert übertragen lässt: »Das Abendessen überlasse deinen Feinden.«

Viele Studien an Tier und Mensch zeigen eindeutig: Nahrungsmenge, Lebenslänge und Lebensqualität hängen zusammen. Die Nahrung immer wieder mal zu verringern oder regelmäßige Fastenphasen einzulegen, verlangsamen den Alterungsprozess. Dies gilt erst recht fürs Intervallfasten.

Die Endkappen der Chromosomen, die sogenannten Telomere, zeigen das Alter der Zelle an. Mit jeder Zellteilung werden sie etwas kürzer. Sind sie lang, bedeutet das eine junge Zelle. Sind sie bereits deutlich verkürzt, ist die Zelle alt. Wissenschaftler der University of California fanden nun heraus, dass sich bei Männern, die fünf Jahre mäßig Sport trieben, nicht rauchten, regelmäßig fasteten und nur wenig Alkohol tranken, die Telomere um zehn Prozent verlängerten. Bei der Kontrollgruppe, die sich nicht an diesen gesunden Lebensstil hielt, verkürzten sich die Telomere dagegen um drei Prozent. Der Anti-Aging-Effekt, der in der Studie belegt wird, lässt sich anhand der einzelnen Faktoren erklären. So ist die positive Wirkung von (gemäßigtem)

Sport auf den Alterungsprozess längst wissenschaftlich nachgewiesen – Menschen, die sich regelmäßig mehr bewegen, verbrennen auch mehr Kalorien, dürfen dadurch wieder mehr essen und halten ihre Zellen länger jung.

Den Anti-Aging-Effekt durch die Reduktion der täglichen Kalorienmenge zeigt die berühmte Okinawa-Studie. Auf dieser japanischen Insel leben etwa viermal so viele 100-Jährige wie in anderen Industrienationen. Das mag zum einen daran liegen, dass die Menschen dort viel Fisch und Meeresfrüchte zu sich nehmen, zum anderen, dass sie insgesamt weniger essen, und zwar täglich etwa 20 Prozent weniger Kalorien als in anderen vergleichbaren Ländern. Die reduzierte Kalorienmenge hat vermutlich mehrere positive Effekte: Der Stoffwechsel wird gedrosselt. Dadurch produziert der Körper weniger Entzündungsbotenstoffe, sogenannte Freie Radikale, die als Risikofaktoren für Alterung gelten. Dabei hilft vor allem das Intervallfasten. So konnten Forscher der Universität Graz belegen, dass sich bei dieser Form des Fastens die Zellen stärker reinigen und die Entzündungsbotenstoffe geringere Chancen haben. In anderen Untersuchungen wurde dargelegt, dass abwechselndes Fasten und Essen die Produktion des Wachstumshormons (Human Growth Hormone) anregt und erhöht, welches wiederum für Zellerneuerungs- und Fettabbauprozesse zuständig ist. Dieses HGH, das in der Kindheit und Pubertät für das normale Längenwachstum unentbehrlich ist, wird mit zunehmendem Lebensalter weniger.

Viele Forscher sind inzwischen davon überzeugt: Wer aufs Intervallfasten setzt, trainiert seinen Körper, auf eigene Reserven zurückzugreifen, und hilft ihm dabei, den Alterungsprozess der Zellen deutlich zu verlangsamen. Schließlich werden beim Fasten Gene mobilisiert, die fürs Überleben zuständig sind, und ein Recyclingprozess bei den Altersproteinen in Gang gesetzt. Dies trägt dann dazu bei, dass sich der Körper verjüngt, wenn man auf Nahrung verzichtet.

Und tschüss, alte Gewohnheiten

Jeder Neuanfang ist schwer, und doch gehört es zum Leben, neu anzufangen, manchmal freiwillig und oft auch notgedrungen, weil uns der Partner verlässt, eine schwere Krankheit den Alltag verändert oder weil wir lieb gewonnene Gewohnheiten aufgeben wollen, die sich als ungesund für uns erwiesen haben. Dabei sollten wir nicht unterschätzen, was so ein Neuanfang mit uns macht: Wer zurück auf Start geht und neue Lebenswege einschlägt, muss gleichzeitig Altes hinter sich lassen, Trauer zulassen und damit Raum für den Neubeginn schaffen. Fasten kann bei diesem psychischen Prozess helfen. Es kann wie beim Skispringer die Rampe sein, von der aus wir uns in die Lüfte schwingen. Indem wir auf überflüssiges Essen verzichten und Belastendes ausscheiden, schaffen wir Platz in jeder Körperzelle. Deshalb fühlen wir uns auf einmal so beschwingt, spüren neue Kraft in unserem Körper, ja haben sogar das Gefühl, Bäume ausreißen zu können. Hinzu kommt ein schöner Nebeneffekt: Wenn es Ihnen gelingt, Ihr Fastenprogramm durchzuhalten, werden Sie auf sich stolz sein. Das stärkt das Selbstbewusstsein, der Körper belohnt Sie dafür, indem er schon nach wenigen Fastentagen mehr Glückshormone (Serotonin) ausschüttet – und das ganz ohne Schokolade, Pralinen oder Schwarzwälder-Kirsch-Torte: Sie fangen an zu strahlen!

Nun sagen Sie sich vermutlich: Alles schön und gut, aber diese schlechten Gewohnheiten haben sich ins Gehirn eingebrannt.

Das ist doch gerade beim Essen so, etwa wenn man automatisch abends beim Krimigucken zu Chips, Keksen oder dem Glas Rotwein greift. Wie also soll mir so ein Neuanfang wirklich gelingen, ohne dass ich nach wenigen Tagen in alte Verhaltensmuster zurückfalle? Das Gehirn bevorzugt nun mal die eingefahrenen und nicht die neuen Wege. Nun, der Sprung vom alten ins neue Leben ist wirklich zu schaffen, wenn Sie sich vergegenwärtigen, dass dafür manchmal hohe Hürden zu überwinden sind. Deshalb nehmen Sie sich Zeit zum Innehalten und stellen Sie sich ganz einfache Fragen:

- Was will ich aufgeben? Was war gut, was war schlecht daran?

- Warum fällt es mir möglicherweise so schwer, eine bestimmte Altlast endgültig hinter mir zu lassen?

- Muss ich mit jemandem ein klärendes Gespräch führen, einer Person verzeihen?

- Gibt es ein Ritual, um das, was für das alte Leben steht, verschwinden zu lassen? Etwa indem Sie es auf Papier schreiben und dann im Kaminofen oder beim nächsten Grillabend im Garten dem Feuer übergeben?

- Was will ich in Zukunft anders machen? Mit welchen positiv besetzten Bildern lässt sich dies verbinden?

Haben Sie sich diesen Fragen gestellt, gilt es einfach neu anzufangen, jeden Tag den inneren Schweinehund zu überwinden, bis die neuen (Ess-)Gewohnheiten selbstverständlich geworden sind.

Probieren Sie es einfach! Es lohnt sich.

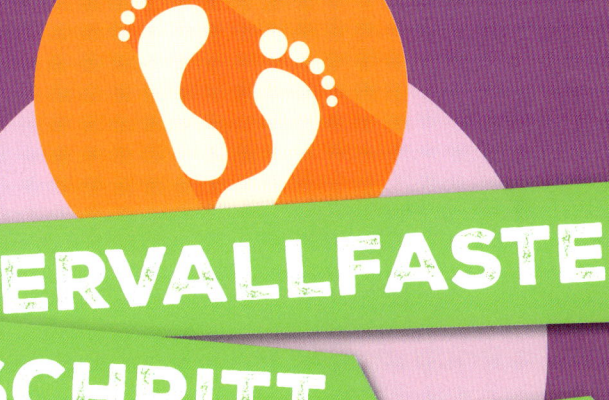

INTERVALLFASTEN
SCHRITT
FÜR SCHRITT

Wenn Sie in Intervallen fasten, berücksichtigen Sie Ihren biologisch bestimmten Essrhythmus und versorgen — anders als beim echten Fasten — den Körper sehr wohl mit Nahrung, nur eben in bestimmten Zeitabständen. Hier erfahren Sie, wie Sie das am besten machen und wie Sie Ihren Körper darüber hinaus unterstützen können.

METHODEN
DES Intervallfastens

Beim Intervallfasten gibt es verschiedene Varianten, die ich Ihnen im Folgenden vorstelle. Jede der Methoden hat ihre Vor- und Nachteile – je nachdem, was Sie damit erreichen möchten und wie Ihr Alltag aussieht. Wenn Sie starkes Übergewicht haben und viele Kilo verlieren und außerdem Ihre Blutwerte verbessern möchten, sind strengere Methoden sinnvoller, als wenn es erst mal um ein bis drei Kilo geht oder darum, Ihr Wunschgewicht zu halten. Das Praktische dabei: Eine der Methoden des Intervallfastens werden Sie garantiert ohne große Probleme in Ihren Arbeits- und Familienalltag einflechten können. Vielleicht müssen Sie erst ein bisschen experimentieren, bis Sie die ideale Form für sich gefunden haben. Das ist auch der Grund, warum ich Ihnen in diesem Buch nicht DIE Methode vorgebe, sondern Ihnen alle vorstelle, denn wie gesagt, nicht jede eignet sich für jeden.

Das Einzige, was für alle Methoden gleichermaßen gilt: Es ist wichtig, sich in den Essphasen nicht zu überessen und in den Fastenphasen genug Wasser und Tee zu trinken, denn so kann das Hungergefühl reduziert werden. Außerdem können Sie bei Schwächegefühlen jederzeit Ihr Fastenvorhaben abbrechen oder das Ganze ein wenig abschwächen, indem Sie zusätzlich zu Wasser und Tee eine Gemüsesuppe zu sich nehmen oder einen Smoothie oder beides (siehe Rezepte ab Seite 141). Nicht jede Woche hat man die gleiche Energie fürs Durchhalten. Seien Sie gut zu sich, passen Sie aber dennoch auf, nicht zu viele Ausnahmen von der Regel zu machen, damit Ihnen das Intervallfasten auch wirklich etwas bringt.

AM BESTEN SANFT EINSTEIGEN

Meine Empfehlung zum Einstieg wäre folgende: Fangen Sie damit an, Essenspausen von fünf Stunden zwischen Ihren drei Hauptmahlzeiten einzulegen. Keine Snacks zwischendurch. Das ist am Anfang sicher nicht einfach, wenn Sie es gewohnt sind, um halb elf eine schöne Latte Macchiato zu trinken, das unterwegs gekaufte Sandwich zu verzehren oder den mitgebrachten Obstsalat zu löffeln und gegen halb vier ein süßes Teilchen zu essen, um dem Nachmittagstief zu entkommen. Trinken Sie stattdessen ein schöne Tasse Tee mit Ihren Lieblingskräutern (und nach Belieben ein bisschen Honig oder Stevia), und genießen Sie dessen Aroma. Diese fünfstündigen Essenspausen sind schon mal ein guter Anfang, um sich an gesündere Essgewohnheiten zu gewöhnen und um (wieder) ein normales Hungerfühl zu bekommen, das sich oft durch das viele Snacken verflüchtigt hat. Auf diese Weise entkommen Sie dem Teufelskreis, in dem wir oft gefangen sind. Denn wenn Sie ständig in kurzen Abständen essen, erhöhen sich die Blutzucker und Insulinwerte, um dann wieder zu sinken – und schon ruft Ihr Körper nach neuer Energie. Sie trainieren also durch die Essenspausen Ihren Organismus, den Blutzuckerspiegel besser im Gleichgewicht zu halten und keinen Heißhunger auf Käsebrötchen oder ein Stück Torte zu entwickeln. Die Chance, bei drei Hauptmahlzeiten, die in Sachen Biorhythmus ideal für uns sind, das Doppelte zu essen, statt einfach nur genug, bis Sie satt sind, ist daher relativ gering. Wenn Sie lediglich Ihr Gewicht halten wollen, genügt diese Form des Intervallfastens und eine kohlenhydratreduzierte Kost (vor allem abends) in der Regel schon.

Wenn Sie allerdings ein paar Pfund nachhaltig loswerden möchten, heißt es, ein bisschen weiter zu gehen: Sie unterbrechen die Nahrungszufuhr konsequent für 14 bis 16 Stunden über Nacht. Um 16 Stunden auf Nahrung zu verzichten, dürfen Sie also um16 Uhr zum letzten Mal etwas zu sich nehmen und erst am nächsten Tag ab 8 Uhr wieder etwas essen. Klingt gar nicht so schlimm, oder? Wenn Sie allerdings bis 18 Uhr arbeiten und die Abendmahlzeit mit Ihrem Partner und/oder den Kindern einfach dazugehört, ist das sicher nicht der beste Weg. Dann essen Sie eben um 20 Uhr und lassen am nächsten Tag das Frühstück aus, um erst um 12 Uhr wieder zu essen. Wie oft Sie das machen – einmal die Woche oder öfter – entscheiden Sie, je nachdem, wie viele Kilo Sie verlieren möchten. Diese Methode funktioniert aber nur, wenn Sie in der verbleibenden Essensphase von acht Stunden nicht Daueressen, sondern zwei Hauptmahlzeiten zu sich nehmen und Ihre letzte Mahlzeit möglichst keine Kohlenhydrate enthält (siehe ab Seite 23).

In den Essphasen vernünftig essen, damit die Methode wirkt.

Erst im dritten Schritt würde ich Ihnen raten, die intensiveren Varianten zu praktizieren, also zum Beispiel mit einem ganzen Fastentag pro Woche anzufangen und dann noch einen zweiten einzulegen oder gar im 24- oder 36-Stunden-Wechsel zu essen und zu fasten. Sie können zum Beispiel Ihr letztes Essen am ersten Tag um 19 Uhr zu sich nehmen und am nächsten Tag nichts essen. Am dritten Tag könnte es dann ein Frühstück um 7 Uhr morgens geben. Dann hatten Sie eineinhalb Tage oder 36 Stunden Fastenzeit. Das reicht, damit der Körper sich am eigenen Körperfett bedient. Diese Form des Fastens ist besonders bequem: Sie müssen keine Diätpläne einhalten oder viele Lebensmittel einkaufen, um bestimmte Gerichte kochen zu können. Stattdessen essen Sie in den Essphasen so wie immer, aber natürlich ohne mehr als üblich zu verschlingen, während Sie in den Fastenperioden Wasser oder ungesüße Tees trinken. Zugegeben, das ist am Anfang nicht einfach. Gut genährte Menschen werden durch den gestörten Insulinhaushalt nach einer Mahlzeit unweigerlich sehr bald wieder hungrig. Sie brauchen deshalb ein bisschen Geduld: Nach einem Monat, das zeigen zumindest Erfahrungswerte, fällt es Ihnen leichter, mehr als nur fünf Stunden auf Nahrung zu verzichten.

So schön es auch wäre, Sie kommen nicht darum herum, grundsätzlich auf Ihre Ernährung zu achten. Ansonsten mündet Fasten schnell in einer Essstörung. Wenn Sie nach dem Fasten – egal bei welcher Methode – besonders viel essen, um einen Ausgleich fürs Hungern am Vortag zu haben, unterlaufen Sie Ihre Bemühungen, abzunehmen. Besser ist es, sich an den Esstagen möglichst gesund zu ernähren, um Zucker und stark zuckerhaltige Produkte einen großen Bogen zu machen und die Kohlenhydratzufuhr aus Reis, Weißmehl und Nudeln zu verringern. Das trägt dazu bei, die Blutzucker- und Insulinwerte niedrig zu halten und den Körper dazu zu bewegen, verstärkt Energie aus der Verbrennung von Speicherfetten zu gewinnen. Der Körper wird dann gewissermaßen wieder in einen steinzeitlichen Sparmodus versetzt und auf die früher übliche, fragliche Versorgung mit Lebensmitteln geeicht.

Egal welche Variante des Intervallfastens für Sie infrage kommt, das Entscheidende dabei ist, Essenspausen, Fastentage oder längere Fastenperioden einzubauen. Hat sich Ihr Körper auf das Prinzip der Abwechslung eingestellt, nimmt er in den essfreien Perioden trotzdem Nahrung zu sich – nur holt er sich die jetzt aus den eigenen Fettreserven und greift nicht mehr auf Zucker in der Leber zurück. Er knabbert dann sozusagen an seinem Bauchfett – so nennt das der Erfinder der 10-in-2-Methode Bernhard Ludwig – und zerstört Krankheitserreger, baut überflüssige sowie defekte Zellbestandteile ab und schaltet die Müllbeseitigung in den Zellen an. Wenn Sie in den Fastenphasen nun Hungergefühle plagen, sollten Sie sich deshalb immer vorstellen, dass Sie sich etwas Gutes tun, solange Sie noch ein bisschen durchhalten. Außerdem wissen Sie ja, dass Sie – je nach Methode – in wenigen Stunden oder schon am nächsten Tag wieder normal essen dürfen und keine schier endlose Phase der Kasteiung vor Ihnen liegt. Auch diese Vorstellung macht es normaler-

weise leichter, nicht vorzeitig aufzugeben. Haben Sie die Essenspause durchgehalten, stärkt das Ihr Selbstbewusstsein. Sie fühlen
sich einfach besser! So weit der kurze Überblick. Im Folgenden
stelle ich Ihnen die gängigsten und erfolgversprechendsten Inter-
vallfastenmethoden vor.

DAS TÄGLICHE FASTEN

Die Leangains-Methode

Diese Art des Fastens fällt besonders Einsteigern leichter: Sie
bedeutet, täglich Fastenperioden von 16, 18 oder auch 20 Stunden einzulegen. Somit darf man während eines Tages acht, sechs
oder vier Stunden essen. In der übrigen Zeit gibt es aber weder
kalorienhaltige Getränke noch feste Speisen. Wenn Sie etwas
Kräftigerendes als nur Tee und Wasser brauchen, dürfen Sie also
auch klare Gemüsebrühe (siehe Seite 143) essen. Versuchen Sie,
in den Ess-Stunden nicht ständig zu snacken und essen Sie auf
keinen Fall zu viel.

8:16-Methode: Sie wollen acht Stunden essen und 16 Stunden
fasten, dann nehmen Sie die erste Mahlzeit um 8 Uhr ein. Die
darf auch kohlenhydratreicher sein (Müsli oder Brot oder Obst),
weil Sie jetzt aktiv sind und Ihr Gehirn und Ihre Muskeln den
aufgenommenen Zucker bis zum Mittagessen verbrennen können (Rezeptvorschläge ab Seite 136). Nach knapp vierstündiger
Essenspause dürfen Sie das Mittagessen um 12 Uhr zu sich nehmen – hier können auch gerne Kohlenhydrate und wenige gesunde Fette sowie Eiweiß und Ballaststoffreiches auf dem Teller
sein – und dann folgt die letzte, möglichst leichte, ballaststoff-
reiche und eiweißreiche Mahlzeit (gegrilltes mageres Fleisch
oder gegrillter Fisch mit reichlich Gemüse oder Salat) bereits um
16 Uhr. Das späte Abendessen, das hierzulande üblicherweise
zwischen 19 und 21 eingenommen wird, wird also wesentlich

weiter nach vorn gezogen. Nun wird gefastet bis zum nächsten Tag um 8 Uhr, wo Sie Ihr Frühstück wieder einnehmen dürfen. So fahren Sie für den Rest der Woche fort. Die richtige Zusammenstellung des Essens, vor allem aber die lange Essenspause vom späten Nachmittag bis zum Morgen (siehe auch unten) sorgen dafür, dass Sie Ihr Gewicht zumindest halten, bzw. langsam, aber sicher abnehmen.

6:18-Methode: Sie wollen sechs Stunden essen und 18 Stunden fasten. Dann nehmen Sie die erste Mahlzeit, wie etwa ein spätes Frühstück oder ein frühes Mittagessen um 11 Uhr ein. Nach knapp fünf Stunden Pause, schon um 16 Uhr, gibt es das Abendessen. Gefastet wird also von etwa 17 Uhr bis zum nächsten Tag um 11 Uhr. Die dritte Mahlzeit fällt somit gänzlich aus – genauso wie der Alkohol. Man spricht deshalb vom Abendfasten (Dinner Cancelling), das von vielen Experten empfohlen wird. Diese Verlängerung der nächtlichen Fastenzeit entspricht offenbar am ehesten dem biologischen Rhythmus des menschlichen Körpers. Es fällt uns leichter, die Nacht hindurch bis zum Morgen zu fasten und die erste Mahlzeit erst etwa sechs Stunden nach dem Aufstehen zu uns zu nehmen. Auch viele Sportler setzen auf diese Methode. Dabei kommt es aber darauf an, ob und welchen Sport man treibt – also ob es sich um Ausdauer- oder Kraftsport handelt. An Ausdauertagen sind Kohlenhydrate wichtiger als Fett. An den Tagen, an denen man Muskeln aufbaut, sollte der Fettanteil der Speisen den Kohlenhydratanteil übersteigen, ohne dass jeweils der Proteinverzehr vernachlässigt wird (siehe Ernährungs-Basics ab Seite 22).

4:20-Methode: Sie wollen nur vier Stunden essen und 20 Stunden fasten. Dann bleibt tatsächlich nur noch Zeit für eine Mahlzeit am Tag. Idealerweise besteht die Mahlzeit aus reichlich Ballaststoffen (Gemüse oder Salat) mit etwas hochwertigem Fett (z. B. Walnuss- oder Leinöl) und hochwertigem Eiweiß (entweder vegetarisch aus Lupinen, Hanf oder Soja oder nicht-vegetarisch aus Eiern, Käse oder magerem Fleisch). Sie nehmen sie am besten am späten Nachmittag gegen 16 Uhr ein, dann können Sie am nächsten Tag um 12 Uhr Mittag essen. Diese Fastenzeit ist ideal als Übergang zum ganztägigen Fasten (24 Stunden) wie es beim wöchentlichen Fasten praktiziert wird (siehe ab Seite 87).

DIE INNERE UHR

Die positive Wirkung des Abendfastens ergibt sich zum Beispiel aus einer Studie des Salk Institute for Biological Studies. Darin wird auf die Bedeutung des natürlichen Tag-Nacht-Rhythmus (zirkadianer Rhythmus) für unser Gewicht und unsere Gesundheit verwiesen, also auf die Frage, was sich in unserem Organismus unter dem Einfluss von Tageslicht und nächtlicher Dunkelheit innerhalb eines 24-Stunden-Tages abspielt. Im Volksmund kennen wir dieses Phänomen als biologische oder innere Uhr. Diesen Rhythmus sollten wir nicht durch eine ungesunde Ernährung oder ständiges Essen oder zu wenig Schlaf ignorieren. Ständiges Essen strengt den Organismus zu sehr an, ständiges Naschen oder Trinken von süßen Getränken stört den Rhythmus.

Die Krieger-Diät

Frühstücken wie ein Kaiser, mittags wie ein König und abends wie ein Bettelmann war gestern. Hier geht es genau andersherum: Ori Hofmekler hat die Warrior Diet, die Krieger-Diät, entwickelt. Was steckt dahinter? Menschen, die klare Regeln brauchen, fasten 20 Stunden lang, dürfen sich aber abends auf eine sehr große Mahlzeit freuen. Bei dieser Methode gibt es jedoch einen genauen Ernährungsplan: So dürfen die Fastenden in der 20-Stunden-Nichtesszeit, je nach Bedarf, etwas rohes Gemüse, Obst, frische Säfte und ein paar kleine Portionen Eiweiß wie etwas Quark, Buttermilch oder auch ein bis zwei Bioeier zu sich nehmen, was das Durchhalten erleichtert. Dem Körper soll auf diese Weise signalisiert werden, dass er jederzeit zum Kampf oder zur Flucht bereit sein muss – wie in Urzeiten, wenn man als Jäger vor Mammut oder Säbelzahntiger stand – sodass die verstärkte Verbrennung von Fett in Gang gebracht wird. Das vier Stunden lange »Ess-Fenster« wiederum soll laut Hofmekler abends offen stehen, damit die Verdauungsaktivitäten in der Nacht erhöht werden. Hofmekler setzt dabei auf eine klare Ess-Reihenfolge: zuerst Gemüse, Eiweiße und Fett, danach bei anhaltenden Hungergefühlen auch wenig Kohlenhydrate. Auf jeden Fall soll man viel essen. Nicht umsonst heißen die einzelnen Phasen im Original »undereating« und »overeating«. Ein Programm also, das für Kontrollfreaks und vor allem Männer wie geschaffen ist. Wer am Abend beim Essen und erst recht zusammen mit Freunden oder der Familie, keine strengen Regeln einhalten will oder wer seinen Magen-Darm-Trakt nachts nicht mit Verdauen beschäftigen möchte, dürfte mit dieser Diät allerdings so seine Schwierigkeiten haben.

DAS WÖCHENTLICHE FASTEN

Fasten ein- bis zweimal die Woche

Auch beim wöchentlichen Fasten gibt es verschiedene Varianten: Man kann zum Beispiel an einem Tag pro Woche nichts essen oder an zwei Tagen.

1:6-Methode: Angenommen, Sie suchen sich den Mittwoch als Ihren Fastentag aus, weil das der Tag in der Woche ist, an dem Sie am meisten zu tun haben und deshalb am besten abgelenkt werden. Oder ganz anders: weil das der Tag ist, der Ihnen erfahrungsgemäß am wenigsten Stress bringt und Sie aus diesem Grund gut durchhalten werden – das ist bei jedem Menschen anders (siehe auch Fragen und Antworten Seite 94). In diesem

Fall dürften Sie am Dienstag noch den ganzen Tag bis 19 oder 20 Uhr essen. Ab diesem Zeitpunkt fasten Sie dann den ganzen Mittwoch bis Donnerstag um sieben oder acht Uhr morgens, also insgesamt 36 Stunden.

2:5-Methode: Sie suchen sich zwei Tage in der Woche zum Fasten aus. Wichtig ist, dass mindestens ein normaler Esstag zwischen den Fastentagen liegt, besser noch zwei. Angenommen, Sie wählen den Montag und den Donnerstag. Dann dürften Sie am Sonntag bis 19 oder 20 Uhr noch essen und legen dann bis zum Dienstag um sieben oder acht Uhr eine 36-stündige Essenspause ein. Am Dienstag essen Sie normal (also möglichst nur drei »vernünftige« Mahlzeiten mit fünfstündigen Pausen dazwischen), am Mittwoch ebenfalls, aber an diesem Tag hören Sie wieder nach dem Abendessen um 19 oder 20 Uhr mit dem Essen auf bis Freitag früh (siehe auch 5:2-Diät). Immer geht es bei dieser Fastenform darum, die Aufnahme von Kalorien zu senken, ohne die persönlichen Bedürfnisse aus den Augen zu verlieren. Sicher, in den 36-stündigen Essenspausen darf man keine Nahrung zu sich nehmen – außer kalorienfreien Getränken. Wann der ideale Zeitpunkt ist, mit dem Fasten zu beginnen und dann wieder zu essen, sollte jeder für sich selbst herausfinden (siehe auch Fragen und Antworten Seite 98).

36 Stunden sind natürlich eine lange Zeit, wobei Sie die beiden Nächte, die in die 36 Stunden einfließen, ja streng genommen nicht bewusst fasten, sondern schlafen. Dennoch kann es sich sehr lange anfühlen und von daher ist es sicher besser, wenn Sie langsam anfangen, so lange wie es eben geht, und dann die Fastenzeit nach und nach steigern, bis die 36 Stunden erreicht sind. Ein weiterer Vorteil: Sie müssen in den Essphasen weder Kalorien zählen, noch die Waage zum Essen Abwiegen herausholen, aber schon Maß halten. Ein Stück Kuchen geht sicherlich in Ordnung. An den Esstagen regelmäßig zwei Tüten Chips zu vertilgen, ist allerdings des Schlechten zu viel.

Möglichst nicht an zwei aufeinanderfolgenden Tagen fasten.

Wenn es Ihnen (anfangs) zu schwerfällt, 36 Stunden nur Wasser und Tee zu sich zu nehmen, können Sie generell die modifizierte Form des Fastens wählen, wie sie auf Seite 92 beschrieben wird. Das heißt, Sie verteilen auf Ihren Fastentag drei Suppenmahlzeiten, die zusammen nur um die 600 Kalorien haben. Oder Sie essen nur einmal am Tag eine Mahlzeit wie bei der 4:20-Methode beim täglichen Fasten (siehe Seite 85), die insgesamt nicht mehr als 500 bis 600 Kalorien haben sollte. Anregungen für so eine Mahlzeit finden Sie im Rezeptteil ab Seite 138.

Die 5:2-Diät

Wer 36 Stunden erreicht hat, kann es auch mit der 5:2-Diät versuchen. Diese geht auf Michelle Harvie, Ernährungsmedizinerin an der Universität Manchester, zurück (siehe auch Seite 70). Ausgehend von der Erkenntnis, dass Brustkrebs bei Frauen und Übergewicht zusammenhängen können, empfiehlt sie, sich an fünf Tagen in der Woche normal satt zu essen, ohne Kalorien zu zählen. An den beiden übrigen Tagen sollen die Fastenden nicht mehr als etwa 650 Kalorien zu sich nehmen und dabei auf Kohlenhydrate, also auf Nudeln, Kartoffeln, Brot oder Zucker verzichten. Harvie ist der Überzeugung, dass der Körper mit einer kurzen, eintägigen Fastenzeit besser zurechtkommt und eher Gewicht abbaut als mit einer täglichen Beschränkung.

Die Fastentage können Sie frei wählen, sie dürfen bei diesem Konzept zwar durchaus aufeinander folgen, besser ist es aber, Sie verteilen sie wieder auf die Woche beispielsweise wie auf Seite 90. Da 650 Kilokalorien schnell verbraucht sind, ist es auch hier wichtig, das Richtige zu essen, um durchhalten zu können. Gut geeignet sind Nahrungsmittel, die viele Ballaststoffe und Proteine enthalten, also Obst und Gemüse sowie

Fisch. Ob Sie die Kalorien auf eine oder zwei Mahlzeiten verteilen, können Sie selbst entscheiden. Als Hungerdämpfer zwischendurch ist eine selbst gemachte Gemüsebrühe (siehe Rezept Seite 143) ideal.

Natürlich heißt »sich sattessen« an den fünf übrigen Tagen auch wieder »sich nicht über ein natürliches Sättigungsgefühl hinaus zu überessen«. Wie üblich ist es aber kein Problem, wenn man zwischendurch mal weniger gesund oder maßvoll isst.

Fasten an jedem zweiten Tag (ADF)

Deutlich schwieriger ist es, zumindest für Ungeübte, im 24-Stunden-Wechsel zu fasten und Nahrung zu sich zu nehmen. Beim sogenannten »Alternate day fasting« (ADF) gibt es wieder unterschiedliche Formen:

Normales Fasten: Ein Tag Fasten, ein Tag essen: Sie essen zum Beispiel am Sonntag nach Belieben bis 20 Uhr und verzichten dafür am Montag komplett auf Kalorien, das heißt, Sie decken dann lediglich Ihren Bedarf an Flüssigkeit durch Wasser und ungesüßten Tee. Am Dienstag essen Sie ab 8 Uhr wieder normal his 20 Uhr, am Mittwoch wird gefastet, am Donnerstag wird gegessen, am Freitag gefastet, am Samstag gegessen. Wenn Sie im alten Rhythmus weitermachen möchten, legen Sie am Sonntag noch mal einen Esstag ein, bevor es weitergeht wie gehabt. Wenn Sie nichts gegen einen Wechsel der Ess- und Fastentage haben, machen Sie am Sonntag mit dem Fasten weiter (siehe auch Fragen und Antworten Seite 94).

Modifiziertes Fasten: Es geht natürlich auch weniger radikal, indem Sie an den Fastentagen wenig essen und am nächsten Tag ganz normal. Auch dabei lautet die Faustregel: An den modifizierten Fastentagen verzehrt man in etwa ein Fünftel der gewöhnlichen Kalorienmenge, das sind 400 bis 600 Kalorien, bei Männern etwas mehr als bei Frauen. Infrage kommen dabei auch Proteinshakes, die sich über den Tag verteilt trinken lassen, statt viele kleine Mahlzeiten zu sich zu nehmen. Der Erfinder dieser Methode, Dr. James Johnson, empfiehlt jedoch, diese Shakes nur während der ersten zwei Fastenwochen zu trinken, danach rät er zu richtigem reduziertem Essen zweimal am Tag, wie es auch bei der 5:2-Diät empfohlen wird. Im Rezeptteil ab Seite 135 finden Sie Anregungen für diese kalorienreduzierten Fastentage. Übrigens: Wer regelmäßig Sport treibt, sollte die Sporttage möglichst auf die Nicht-Fastentage legen.

POSITIVE EFFEKTE UND TÜCKEN VON ADF

Die Ernährungsmedizinerin Krista Varady hat das Prinzip »Fasten an jedem zweiten Tag« oder ADF intensiv analysiert. Abnehmwillige aßen dabei abwechselnd am Tag einmal nur 500 bis 600 Kilokalorien, am folgenden Tag aßen sie ganz nach Wunsch, ohne jede Beschränkung. Die Fastenmahlzeiten sollten die Teilnehmer dabei laut Varady mittags zu sich nehmen, mit langer Nahrungspause bis zum nächsten normalen Tag. Der Effekt war erheblich: Jeden zweiten Tag zu fasten, führt pro Woche zu einem Verzicht von bis zu 8000 Kalorien. Logisch, dass dabei die Pfunde purzeln. Die Wissenschaftlerin stellte Gewichtsabnahmen von fünf bis fünfzehn Kilogramm in zwei Monaten fest. Außerdem verbesserten sich die Werte beim als ungünstig geltenden LDL-Cholesterin. Ein weiteres Ergebnis: Diejenigen, die an den Fastentagen mehr Fett essen durften, hielten besser durch, fühlten sich wohler und verloren mehr Gewicht. Allerdings ist es schwer, so ein hartes Programm durchzuziehen: Jeder Zehnte, der sich erst viel vorgenommen hatte, schaffte es nicht einmal zehn Tage, durchzuhalten. Ein weiteres Problem: Man kann zwar bei dieser Methode nicht viel falsch machen. Es besteht jedoch die Gefahr, dass man sich an den richtigen Esstagen zu viel auf den Teller legt und sich überisst. Dagegen hilft, sich gut vorzubereiten und Einkauf und Mahlzeiten so zu planen, dass man gar keine Möglichkeit hat, den Kühlschrank leer zu essen.

Modifiziertes Fasten 2: Eine noch weniger radikale Variante ist, alternierend zwei Tage zu essen und nur einen Tag zu fasten. Das entspricht aber dann schon der 5:2 Methode, denn in diesem Fall kommen Sie auf nicht mehr als zwei Fastentage die Woche.

FAT-LOSS-FOREVER-STRATEGIE

Nun mag es sein, dass Sie das alles nicht überzeugt, dass Sie ein Mensch sind, der Belohnungen braucht, um sich zu motivieren. Dann kommt für Sie vielleicht die »Fat-Loss-Forever-Strategie«, die John Romaniello und Dan Go begründet haben, infrage. Wer fastet, darf sich dabei zusätzlich mit einem »Schummeltag« motivieren. An diesem Tag dürfen Sie zumindest ein bisschen schlemmen, also essen, was Sie wollen. Danach folgt allerdings eine 36-stündige Fastenperiode, die sicherlich dem einen oder anderen nicht ganz leichtfallen dürfte. An den übrigen Wochentagen werden verschiedene Fastenmethoden wie Essenspausen und modifizierte Fastentage kombiniert. Romaniello und Go raten, für die lange Fastenperiode einen Tag auszuwählen, an dem man sehr beschäftigt und vielleicht auch viel unterwegs ist. Das lenkt von möglichen Hungergefühlen besser ab. Hinzu kommen Trainingseinheiten, die den Fettabbau weiter ankurbeln und effizienter werden lassen sollen. Die Vorteile dieses Konzepts liegen auf der Hand: Die nächtliche Ruhephase, in der ohnehin jeder automatisch fastet (wenn sie oder er nicht gerade zu den nächtlichen Kühlschrank-Gehern gehört), wird verlängert. Den Schummeltag gibt's als Anreiz, das Sieben-Tage-Programm auch wirklich durchzuziehen. Aber machen wir uns nichts vor! Vielen dürfte es nicht leichtfallen, sich an den Schummeltagen nicht über die Maßen den Bauch vollzuschlagen. Maß zu halten ist schwer, wenn man 36 Stunden »Dürrezeit« vor sich hat.

EXTRA:

Fragen & Antworten

Wie Sie nun wissen, hat das Intervallfasten viele Vorteile: Mehrere Studien zeigen, dass Menschen durch diese Methode nicht nur gesünder werden, sondern auch besser langsam an Gewicht verlieren als solche, die jeden Tag die Kalorien zählen und sich einschränken. Sicherlich haben Sie aber noch eine Reihe von praktischen Fragen, bevor Sie mit Ihrer individuellen Fastenzeit anfangen wollen. Die Antworten finden Sie im folgenden Überblick:

SIND AN DEN ESSTAGEN BEIM WÖCHENTLICHEN FASTEN BZW. INNERHALB DER ESSZEITEN BEIM TÄGLICHEN FASTEN BESTIMMTE LEBENSMITTEL VERBOTEN?

Weder müssen Sie bestimmte Magerprodukte oder besondere Diät-Lebensmittel kaufen (die in der Regel nichts helfen, siehe Seite 28), noch müssen Sie bestimmte Lebensmittel weglassen. Selbst Pommes, Ketchup, Pizza, Kekse oder Kuchen sind nicht verboten. Sie können trotzdem abnehmen, denn schon bei zwei Fastentagen die Woche holen Sie die eingesparten Kalorien normalerweise nicht mehr auf. Sie sollten in den Esstagen oder -stunden aber nicht hemmungslos schlemmen, um alles vermeintlich Versäumte nachzuholen, da das schlichtweg ungesund ist, und außerdem darauf achten, möglichst wenige Kohlenhydrate wie Brot, Nudeln und Zucker zu sich zu nehmen (siehe Ernährungs-Basics ab Seite 23).

Viele Fastende berichten, dass sie nach den Fastentagen oder -stunden gar nicht so gierig oder »unterzuckert« sind. Fasten trägt eher dazu bei, eine Neigung zu zucker- und fettreichen Nahrungsmitteln abzuschwächen, erst recht, wenn erste Erfolge sichtbar sind. Dann wächst das Bedürfnis, sich gesünder zu ernähren. Hinzu kommt ein psychologischer Effekt: Wer nicht dauerhaft verzichten muss, hat nicht den Drang, bestimmte Lebensmittel zu sich zu nehmen.

WELCHE FASTENTAGE SIND NICHT OPTIMAL?

Klar, am Wochenende und an Feier- oder Festtagen, an denen Sie eingeladen sind oder andere einladen, ist Fasten ein echter Stimmungskiller. Wenn Sie das im Vorfeld wissen, legen Sie den Fastentag lieber auf einen Werktag oder auf ein Wochenende, bei dem Sie sich auf sich konzentrieren können.

WIE LÄSST SICH DER WECHSEL ZWISCHEN FASTEN UND ESSEN GUT GESTALTEN?

Wenn Sie sich für eine wöchentliche Variante entschieden haben, legen Sie die Fastentage nicht hintereinander! Finden Sie einen Rhythmus, der Ihren persönlichen Bedürfnissen entgegenkommt, zum Beispiel ein Fastentag, drei normale Tage, ein Fastentag, zwei normale Tage. Jede beliebige Kombination ist möglich, ob Montag und Donnerstag oder Dienstag und Freitag. Sie können die Tage nach einer Woche natürlich auch wechseln.

Wenn Sie sich partout nicht an dem von Ihnen gewählten Tag aufraffen können zu fasten, weil Sie sich schlecht oder gestresst fühlen, lassen Sie es lieber sein. Canceln Sie aber nicht zu viele Fastentage, um nicht in alte Muster zurückzufallen. Seien Sie freundlich zu sich, aber bleiben Sie hart, rät der Mediziner und BBC-Journalist Michael Mosley.

Auf Dauer sollten Sie sich jedenfalls einen Rhythmus angewöhnen, um das Fasten zu einer Gewohnheit werden zu lassen. Der Montag als erster Fastentag bietet sich gewiss für viele an, da kann man sich leichter aufraffen, schließlich beginnt dann eine neue Woche. Der Donnerstag kommt dann automatisch als zweiter Fastentag infrage.

SOLLTE ICH AN MEHREREN TAGEN HINTEREINANDER FASTEN?

Das ist nur beim klassischen Heilfasten sinnvoll, nicht aber beim Intervallfasten. Gerade der Wechsel aus Essen und Nicht-Essen macht den Erfolg aus, da unser Stoffwechsel flexibler wird und zwischen Fett- und Kohlehydratverbrennung hin und her schaltet (siehe Seite 52). Auch psychologische Gründe sprechen dagegen: Wer länger als einen Tag nur wenige Kalorien zu sich nimmt, beginnt womöglich eine Abneigung gegen das Fasten aufzubauen, ist genervt und fühlt sich in seinem Alltag zu sehr beeinträchtigt. Überforderung führt aber schnell zum Scheitern des gesamten Programms. Und das wollen Sie ja nicht.

WANN SOLL ICH AN DEN MODIFIZIERTEN FASTENTAGEN ESSEN?

Hier gibt es keine strenge Vorschrift. Nehmen Sie an den Fastentagen ein bis zwei Mahlzeiten ein, wenn Sie Lust darauf haben, morgens und mittags, mittags und abends oder morgens und abends. Wichtig ist nur: Essen Sie an diesen Fastentagen nichts zwischendurch, also keine Snacks, Naschereien und schon gar keine Limo, Cola, Säfte oder andere gesüßte Getränke. Sie sollten aber stets sicherstellen, dass Sie über die Woche hinweg genug Vitamine, Mineralstoffe und Spurenelemente im Rahmen einer gesunden Ernährung zu sich nehmen.

WAS DARF ICH AN DEN MODIFIZIERTEN FASTENTAGEN ESSEN?

Da Sie nur um die 500 bis 600 Kilokalorien zu sich nehmen sollten, ist es sinnvoll, etwas lang Sättigendes zu essen. Dafür kommen Obst und Gemüse infrage, da sie reich an Ballaststoffen sind, sowie Fisch und mageres Fleisch wegen der Proteine (siehe Ernährungs-Basics Seite 33). Theoretisch können Sie auch bei der weniger strengen Variante des ADF Ihre 600 kcal mit einer einzigen Tafel Schokolade decken. Dann werden Sie vielleicht sehr hungrig sein und sich über sich selbst ärgern. Aber niemand verbietet es Ihnen, die Tafel zu verdrücken, wenn Sie sonst nichts essen.

WIE KANN ICH AM BESTEN DURCHHALTEN?

Nehmen Sie sich nicht zu viel vor, um nicht unnötig enttäuscht zu werden. Starten Sie lieber langsam und steigern Ihr Pensum schrittweise von acht, 12, 14, 16 auf 24 bzw. 36 Stunden. Wer heißes bzw. warmes Wasser oder Tee langsam trinkt, kann den Körper gut überlisten: Das sorgt für ein Völlegefühl im Magen wie nach einer leckeren, warmen Suppe. Außerdem sollten Sie sowieso viel trinken. Es gibt Hinweise, dass sich mit einem gut hydrierten Körper eher Gewicht verlieren lässt. Die 24 bzw. 36 Stunden sind aber kein Gesetz, an das Sie sich sklavisch halten müssen. Sie sind allerdings eine gute Orientierung, weil sie einen klaren Rahmen geben und Sie dabei stets daran denken können, dass Sie ja ohnehin davon zwei Nächte verschlafen werden. Außerdem gehen viele Fastende früher als sonst ins Bett und schlafen fester und länger.

WIE KANN ICH MIT SCHLECHTER LAUNE AM BESTEN UMGEHEN?

Es bringt nichts, falsche Versprechungen zu machen: Es kann durchaus passieren, dass Sie schlechte Laune in den Fastenzeiten bekommen, vor allem am Anfang. Normalerweise vergeht das mit der Zeit, wenn sich der Köper an die neue Lebensweise gewöhnt hat. Trotzdem gibt es einen guten Tipp: Treffen Sie sich mit Menschen (die Ihnen lieb oder für Sie wichtig sind) möglichst nach den Mahlzeiten.

WAS KANN ICH TUN BEI BESCHWERDEN?

Vor allem wer auf härtere Varianten des Intervallfastens setzt, kann zunächst leichte Beschwerden bekommen. Dabei sind die guten alten Hausmittel bewährte Helfer. So helfen warme Socken, ein heißer Tee oder eine Viertelstunde in der Badewanne gegen kalte Füße. Bei Kopfschmerzen sollten Sie mehr trinken und sich vielleicht mal ein Nickerchen zwischendurch gönnen. Fühlen Sie sich geschwächt, weil Ihr Kreislauf nicht so richtig in Gang kommt, sollten Sie ebenfalls viel trinken und an die frische Luft gehen. Bei Magenschmerzen sollten Sie lieber zum Arzt gehen – womöglich steckt ein Magengeschwür dahinter.

WERDE ICH MÜDE WERDEN?

Nicht unbedingt. Wer kurze Zeit bewusst fastet, wird sich nicht zwingend abgeschlagen fühlen. Im Gegenteil, viele Fastende berichten von einer erhöhten Leistungsfähigkeit und spüren zusätzliche Energie. Ich will Ihnen aber auch nicht zu viel versprechen: Es wird Tage geben, an denen Sie sich besser oder schlechter fühlen.

WAS IST, WENN AN EINEM MEINER FASTENTAGE UM MICH HERUM ALLE ESSEN?

Sie sind gut beraten, nicht zu Terminen und Treffen zu gehen, bei denen Sie anderen beim Essen zuschauen müssen. Sie tun sich auch nichts Gutes, wenn Sie für Ihre Familie ein Gericht am Herd zaubern und selbst nicht zugreifen. Gehen Sie solchen Situationen lieber aus dem Weg! Sie müssen nicht den Helden spielen, während andere um Sie herum feiern. Wenn Sie kochen wollen/müssen, dann bevorzugen Sie an den Fastentagen die Gerichte, die Sie nicht so gern mögen, die aber Ihre Familie schätzt. Im Freundeskreis der Einzige zu sein, der nichts isst, sabotiert eher Ihre Bemühungen: Wer zu viel Aufhebens um seine Fastenkur macht, tut sich schwerer, sie ins eigene Leben zu integrieren. Steht ein Festessen an, dann fasten Sie lieber einen Tag vorher.

WIE ENTKOMME ICH DER LUST, ABENDS ZU ESSEN?

Tagsüber kann man sich normalerweise recht gut ablenken, die Abende dagegen sind eine gefährliche Zeit, vielen Menschen fällt es dann besonders schwer, dem Snack zwischendurch zu widerstehen. Versuchen Sie, der üblichen Routine von Nach-Hause-Kommen und Die-Füße-Hochlegen zu entgehen. Machen Sie Abendspaziergänge, gehen Sie zum Tanzen oder in die Gymnastikstunde. Oder beschäftigen Sie sich mit Bügeln, Stricken oder Puzzeln, und sorgen Sie im Vorfeld dafür, dass es gar keine Chips-tüten oder Süßigkeiten zu Hause gibt, die Sie, während Sie Fußball oder den »Tatort« schauen, fernhalten müssten.

MUSS ICH MIR GEDANKEN WEGEN EINES ZU NIEDRIGEN BLUTZUCKERS MACHEN?

Kurzzeitiges Fasten führt kaum zu einer Unterzuckerung. Es ist ein Trugschluss zu glauben, dass ständiges Essen nötig ist, um den Blutzuckerspiegel im Gleichgewicht zu halten. Wenn Sie die Ratschläge befolgen, die Sie in diesem Buch finden, und an den Esstagen Lebensmittel bevorzugen, die den Blutzucker nicht hochschießen lassen, wie zum Beispiel Vollkornprodukte, Gemüse, fettarme Milchprodukte, Eiweiß und Fisch, sollte der Blutzuckerwert stabil bleiben. Doch Vorsicht! Fasten Sie über mehrere Wochen hinweg und verzichten dabei an zwei Tagen in der Woche 24 Stunden lang auf die normale Kalorienzufuhr, kann der Blutzuckerspiegel fallen und es zu Schwindelgefühlen kommen. Muten Sie sich nicht zu viel zu! Typ-2-Diabetiker sollten vor einer Umstellung der Ernährung auf jeden Fall den Arzt konsultieren.

REAGIEREN MÄNNER UND FRAUEN UNTERSCHIEDLICH AUF INTERVALLFASTEN?

Männer und Frauen speichern und verwerten Fett unterschiedlich. Das ergibt sich aus ihrer Evolutionsgeschichte. Frauen haben mehr Körperfett und verbrennen es effizienter, wenn sie trainieren. Einige Studien deuten darauf hin, dass Frauen während des Fastens besser auf Ausdauertraining ansprechen, Männer scheinen hingegen eher von Krafttraining zu profitieren. Zudem haben sie offenbar weniger Probleme als Frauen, auf nüchternen Magen Sport zu treiben. Ansonsten gilt natürlich für beide: Fasten trägt dazu bei, Gewicht zu verlieren und sich wieder fitter und gesünder zu fühlen.

WIE LANGE BEHALTE ICH DEN GEWÄHLTEN RHYTHMUS AUS ESSEN UND FASTEN BEI?

Wie lange Sie den jeweiligen gewählten Rhythmus beibehalten wollen, bleibt natürlich Ihnen überlassen – je nachdem, was Sie sich für Ziele gesteckt haben und wie gut Sie durchhalten. Jeden Tag nach der 6:18-Methode zu fasten oder ein bis zweimal die Woche 24 oder gar 36 Stunden ohne oder mit ungewohnt wenigen Kalorien auszukommen mag manchen Menschen, die gerne öfter essen, sehr schwerfallen – gerade am Anfang. Wer es aber schafft, bei der Stange zu bleiben, fühlt sich jünger und fitter, verliert an Körperfett, verbessert sein Blutbild und stärkt das Immunsystem. Und ist das Wunschgewicht erreicht, ist das Wohlbefinden besser als früher, kann man den Rhythmus auch wieder ändern und die Fastentage reduzieren bzw. sich auf den 5-Stunden-Essenspause-Rhythmus und ein gelegentliches Dinner Cancelling beschränken.

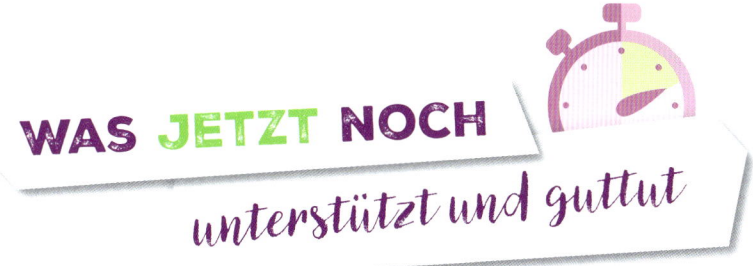

WAS JETZT NOCH
unterstützt und guttut

Intervallfasten ist der erste Schritt zu mehr Wohlfühlein-
heiten im Leben. Das können Sie aber noch unterstützen
durch verschiedene körperorientierte Maßnahmen, die alle dabei helfen, sich wieder ins Lot zu bringen und den Alltag – nicht
nur in Sachen Gewicht – viel leichter zu machen.

RICHTIG ATMEN

Einatmen. Und wieder ausatmen. Das kann doch jeder, tut jeder,
rund um die Uhr. Völlig selbstverständlich, reflexartig um die
20 000 Mal am Tag. Trotzdem macht es kaum einer richtig. Dabei tun Sie jede Sekunde des Tages etwas Gutes für sich, wenn
Sie tief ein- und ausatmen. Doch in Belastungssituationen oder
wenn man sich nicht wohlfühlt, kann genau das richtig schwerfallen. Die meisten Menschen atmen automatisch eher flach,
wenn sie traurig oder angespannt sind, denn dann spürt man die
schmerzhaften Gefühle nicht so stark, wie wenn der Atem frei
durch den Körper fließt.
Vielleicht kennen Sie ja auch das: Wenn Sie empört sind oder
sich aufregen, dann schnappen Sie nach Luft wie ein Fisch an
Land. Ein flacher, stockender, zurückgehaltener Atem ist auf jeden Fall kontraproduktiv, weil der Körper auf diese Weise in
einem kritischen Moment einer wichtigen Energiereserve beraubt
wird und wir uns ungewollt schwächen: Wir haben zu wenig
Luft zur Verfügung, um uns zu sammeln, d.h. wir reagieren ent-

101

weder spontan, indem wir Dinge sagen oder tun, die normalerweise wenig zur Konfliktlösung beitragen, oder wir erstarren völlig und lassen uns das Heft aus der Hand nehmen. Schaffen wir es jedoch, »erst einmal tief durchzuatmen«, werden wir ruhig genug, um wieder eine klare Sicht auf die Dinge zu gewinnen, sodass wir sinnvoll entscheiden und ins Handeln kommen können.

Falsches Atmen schadet auf Dauer dem Körper.

Der Atem ist unser ständiger Begleiter, und unser Atemmuster spiegelt völlig unverfälscht, wie wir uns fühlen und wie wir uns halten. Der natürliche, gesunde Rhythmus besteht aus Einatmen, Ausatmen und einer Pause. Fließt unser Atem frei und natürlich, strömt er von selbst in den Körper hinein und wieder hinaus – wir müssen uns die Luft nicht holen. Erst wenn der Atemfluss gestört, gehemmt, verkrampft, verhindert ist, haben wir Schwierigkeiten mit der Atmung. Der natürliche, gesunde Rhythmus funktioniert nicht mehr – und dann beginnen wir um die Atemluft zu ringen. Wer seinen natürlichen Atemrhythmus verloren hat und ständig zu flach oder falsch atmet, wird leichter krank. So verursacht Atemnot beispielsweise Verspannungen, Rücken- und Nackenprobleme und Kreislaufbeschwerden. Außerdem macht sie Angst, verunsichert, lässt einen müde und matt werden. Man spürt sich nicht mehr, fühlt sich ohnmächtig.

Doch keine Sorge, der Atem lässt sich durchaus trainieren und wieder in seinen natürlichen Rhythmus bringen. Und das kommt einem auch bei Stressanforderungen zugute, da man sich dann nicht mehr ernsthaft aus der Ruhe bringen lässt bzw. sich schnell wieder entspannen kann.

Zunächst möchte ich eine kleine Übung mit Ihnen machen, damit Sie Ihren Atem ein bisschen besser kennenlernen und erspüren können, wie er sich gerade jetzt, in diesem Augenblick anfühlt.

ÜBUNG: DEM ATEM AUF DER SPUR

Sitzen Sie entspannt? Mit dem Po vorn am Stuhlrand, sodass die Oberschenkel frei sind? Gut. Die Füße stehen flach auf dem Boden. Konzentrieren Sie sich nun auf Ihr Becken, auf dem Ihr ganzes Gewicht ruht, die Schultern sind locker, Ihre Hände liegen auf den Oberschenkeln. Dann legen Sie eine Hand an den Bauch, so etwa unterhalb des Nabels. Atmen Sie jetzt mal durch die Nase ein, tief. Und jetzt durch den Mund wieder aus, Ihre Lippen formen dabei ein kaum hörbares »Schschsch«, das genauso lange dauert, wie Ihr Ausatmen. Warten Sie auf das nächste Einatmen. Es kommt, von ganz alleine. Und dann atmen Sie wieder aus. Ja, so geht es, das richtige Atmen.

Zurück zum natürlichen Atemrhythmus

Ganz schön aufwendig für etwas, was man bis vor Kurzem für die selbstverständlichste Sache der Welt gehalten hat, oder? Die meisten von uns atmen durch den Mund ein, ziehen dabei die Schultern hoch und drücken dafür im Gegenzug beim Ausatmen den Bauch heraus. Dabei wussten wir als Baby noch, wie es richtig geht! Alle Babys haben noch den gesunden Atemrhythmus, bei dem beim Einatmen die Luft durch die Nase in die Brust und von dort ins Zwerchfell und weiter in die Flanken wandert. Beim Ausatmen entweicht die verbrauchte Luft dann vollständig. Der Bauch befindet sich dabei die ganze Zeit in einer Art Wellenbewegung. Beim Einatmen tritt er etwas vor, beim Ausatmen wird er flach. Ein Baby atmet eben noch nicht mit »Brust raus, Bauch rein«. Es reagiert auch noch nicht auf so »wertvolle« Erziehungsratschläge, wie »Jetzt halt aber mal die Luft an!«. Es trägt keine zu enge Kleidung, hat noch keinen Erwachsenenstress und sich auch keine Fehlhaltungen beim Stehen und Sitzen angewöhnt. Das stellt sich alles erst mit der Zeit ein.

LACHEN IST GESUND

Wer lacht, atmet besonders tief. Lachen ist auch aus einem anderen Grund sehr gesund: Die heftige Bewegung des Zwerchfells, zu der das Lachen führt, wirkt wie eine Massage für alle inneren Organe. Und das hat großartige Wirkungen auf das Immunsystem, die Schmerzempfindlichkeit sinkt und die Seele wird gestreichelt. Übrigens: Auch Singen trägt dazu bei, richtig zu atmen, weil man dann automatisch langsamer, länger und tiefer ein- und ausatmet.

Um wieder zum richtigen Atmen zu kommen, gibt es heute zahlreiche Atemschulen und -techniken. Bei Tai Chi Chuan, Qi Gong oder beim Yoga reguliert sich der Atem nach einigen Übungseinheiten wie von selbst. Man muss aber nicht unbedingt zu einem Atemlehrer gehen, um besser Atmen zu lernen. Schon ein paar einfache 5-Minuten-Übungen helfen, morgens erfrischt und entspannt den Tag einzuläuten. Sie sind auch ideal als kleiner Energiekick zwischendurch. Wichtig ist, dass Sie regelmäßig üben, doch die wenigen Minuten lassen sich bestimmt erübrigen. An den ersten Tagen sollte jede Übung fünf bis zehn Atemzüge umfassen. Danach kann sie 20 Atemzüge dauern. Machen Sie die Übungen anfangs im Liegen. Immer nur morgens oder morgens und abends. Wenn Sie fertig sind, sollten Sie noch ein paar Minuten nachspüren, bevor Sie (wieder) in den Alltag starten. Wenn Sie bereits gut eingeübt sind, können Sie die Übungen auch im Sitzen durchführen und dann einsetzen, wenn Sie plötzlich die Lust auf einen süßen Snack überfällt. Denn wer sich auf den Atem konzentriert, kann sich entspannen und sich in Ruhe vor Augen führen, warum er jetzt seinen Gelüsten nicht nachgeben möchte.
Hier ein paar Übungsbeispiele:

ÜBUNG: TIEFE BRUSTATMUNG

1. Legen Sie sich entspannt auf eine bequeme Unterlage. Schließen Sie die Augen.
2. Legen Sie beide Hände gespreizt links und rechts auf den Brustkorb. Atmen Sie zunächst dreimal in Ihrem persönlichen Atemrhythmus aus und ein, um bei sich anzukommen.
3. Atmen Sie nun langsam durch die Nase ein. Stellen Sie sich dabei vor, wie die Luft in den Körper strömt. Spüren Sie, wie Ihr Brustkorb sich weitet. Achten Sie darauf, dass die Bauchdecke sich dabei nicht anhebt.
4. Halten Sie die frische eingeatmete Luft kurz in Ihrer Brust, bis Sie das Gefühl haben, ausatmen zu müssen.
5 . Atmen Sie nun mit leicht geöffneten Lippen und geblähten Wangen langsam aus. Das Ausatmen dauert etwa doppelt so lange wie das Einatmen.
6. Ist die verbrauchte Luft ausgeatmet, machen Sie eine kurze Pause, bis Ihr Körper wieder einatmen möchte.

ÜBUNG: TIEFE BAUCHATMUNG

1. Legen Sie jetzt beide Hände mit leicht gespreizten Fingern über den Nabel auf Ihren Bauch. Der Daumen liegt dabei jeweils auf dem untersten Rippenbogen, die Fingerspitzen der anderen Finger berühren sich. Atmen Sie dreimal in Ihrem normalen Atemrhythmus aus und ein.
2 . Schließen Sie die Augen. Ziehen Sie die Luft ganz langsam durch die Nase in den Unterbauch ein. Stellen Sie sich dabei vor, wie die Luft langsam von oben nach unten durch den Körper in Ihren Unterbauch rollt. Spüren Sie, wie Ihr Brust-

korb nach unten gezogen wird und sich Ihre Bauchdecke dabei leicht nach oben hebt?

3. Halten Sie die eingeatmete Luft ganz kurz in Ihrem Unterbauch, bis Ihr Gehirn den Befehl zum Ausatmen gibt. Atmen Sie mit leicht geöffneten Lippen und geblähten Wangen langsam aus. Atmen Sie immer doppelt so lange aus wie ein! Spüren Sie nach, wie sich Brustkorb und Zwerchfell dabei heben und Ihre Bauchdecke wieder eben wird.

4 . Ist die verbrauchte Luft ausgeatmet, machen Sie eine kurze Pause, bis Ihr Körper wieder einatmen möchte.

Wenn es Ihnen leichterfällt, können Sie beim Ein- und Ausatmen auch zählen, also beispielsweise »1 – 2« beim Einatmen und »1 – 2 – 3 – 4« beim Ausatmen. Das hilft, sich besser auf das Atmen zu konzentrieren, die Gedanken schweifen nicht so schnell ab und Sie können leichter einen Fortschritt feststellen, wenn sich nach einiger Zeit der Atemrhythmus verlängert.

ÜBUNG: EINE KLEINE VERSCHNAUFPAUSE

Ob im Büro oder auf dem Kinderspielplatz mit Tochter oder Sohn: Wenn Sie dringend eine Verschnaufpause und einen klaren Kopf brauchen, hilft diese Übung: Die Nackenmuskulatur entspannt sich und das Gehirn wird besser mit Sauerstoff versorgt.

1. Setzen Sie sich aufrecht hin, wie Sie es bei der Atem-Schnupperübung gemacht haben. Ziehen Sie nun den Scheitelpunkt des Kopfes zur Decke. Dabei streckt sich die Halswirbelsäule und das Kinn zeigt nach vorne. Achten Sie aber darauf, es nicht anzuheben. Versuchen Sie sich vorzustellen, dass sich

ein Faden in der Mitte Ihres Scheitels befindet, der Sie sanft nach oben zieht.

2 . Falten Sie Ihre Hände nun am Hinterkopf. Dabei zeigen die Ellbogen ein wenig nach außen. Drücken Sie dann die Hände leicht gegen den Hinterkopf, ohne dass eine Bewegung erkennbar ist. Dabei ruhig ein- und ausatmen. Halten Sie die Spannung für ungefähr zehn Sekunden und lösen Sie die Armposition anschließend langsam auf.

3 . Zum Schluss bewegen Sie den Kopf fünfmal leicht nach links und fünfmal nach rechts. Achten Sie dabei darauf, den Kopf nicht zu überstrecken.

MEDITATION

Das Wort Meditation stammt vom Lateinischen »meditare« ab, was so viel heißt wie »sinnen, in sich gehen, etwas aufmerksam betrachten«. Meditation entstand aller Wahrscheinlichkeit nach im alten Indien und breitete sich von dort über China nach Japan aus. Diese uralte Methode ist hervorragend geeignet, um das Intervallfasten zu ergänzen, da sie dabei hilft, sich zu fokussieren sowie Körper, Geist und Seele zur Ruhe zu bringen.

Besinnung und Ruhe sind die Grundlage, auf der sich etwas Neues aufbauen kann: Entspannung und Gelassenheit, neue Ideen und Gedanken, Selbstbewusstsein und -vertrauen. Meditationsforscher sind mittlerweile überzeugt: Wer regelmäßig seine Aufmerksamkeit auf das Hier und Jetzt bündelt, verändert die Architektur seines Gehirns. Die US-Pionierin der Meditationsforschung, Sara Lazar, stellte fest, dass die Hirngebiete von regelmäßig meditierenden Probanden, die für Aufmerksamkeit und Sinneswahrnehmungen zuständig sind, deutlich mehr Nervenverbindungen aufweisen als bei nicht meditierenden Vergleichspersonen.

Meditationen können dazu beitragen, die Erfahrung des Fastens zu vertiefen, und dabei helfen, zu sich zu kommen. Wer fastet, ist auch eher bereit, sich auf Meditationsübungen einzulassen und etwas auszuprobieren, was er vorher vielleicht noch nie versucht hat. Gerade für Fastende ist es ideal, den Feierabend mit einer kurzen Meditation einzuläuten, um sich auf den Moment zu konzentrieren und zweifelnde Gedanken (an der eigenen Standhaftigkeit oder dem Sinn des Fastens) oder solche, die ums Essen kreisen, zur Ruhe zu bringen. Geübtere können natürlich auch während des Tages in einem ruhigen Raum ihre Akkus mit einer Mediation aufladen. Allerdings ist Hunger nicht gerade ein Entspannungshelfer. Wenn Sie Hungergefühle plagen sollten, trinken Sie erst mal ein Glas Wasser oder eine Tasse Tee. Dann klappt's auch mit der Meditation besser.

Einstieg in die Meditationspraxis

Der erste Schritt auf dem Weg in die innere Ruhe ist, Abstand zu schaffen von allem, was belastet und bedrückt. Wie ein Wanderer nach einer zurückgelegten Wegstrecke sein Gepäck ablegt, legen Sie nach der »Wanderung« durch Ihren Tag Ihre Lasten ab und gönnen sich bewusst eine Pause. Suchen Sie ein ruhiges Zimmer auf, in dem Sie nicht gestört werden. Schaffen Sie sich hier eine Atmosphäre, in der Sie sich entspannen können. Um entspannt zu sitzen (Lotos- oder Schneidersitz) oder zu hocken (Fersensitz) empfiehlt sich ein Sitzkissen, eine Knierolle oder auch ein Meditationshocker. Wenn Sie mögen, können Sie auch auf einem Stuhl mit Armlehnen Platz nehmen. Wenn Sie lieber liegend meditieren wollen, legen Sie sich auf eine Decke oder eine Yogamatte und decken Sie sich zu, damit Sie nicht auskühlen. Da die liegende Haltung zum Einschlafen einlädt, Meditation aber ein Zustand ruhevoller Wachheit sein soll, ist eine aufrecht sitzende Haltung günstiger. Die Sitzhaltung sollte so gewählt werden, dass sie dem Körper eine bequeme aufrechte

Haltung ermöglicht und diesen stabilisiert. Verändern Sie ruhig Ihre Haltung während der Meditation, wenn Sie anfangs noch das Bedürfnis dazu haben. Im Laufe der Zeit wird es immer einfacher, ganz still zu sitzen.

Vielleicht kommen Sie schneller zur Ruhe, wenn Sie sich ein Räucherstäbchen anzünden oder eine Kerze aufstellen. Für Anfänger ist es besser, sich einen Wecker zu stellen, um zu lernen, einen bestimmten Zeitabschnitt lang in Ruhe zu verharren. Geübte haben diese Zeitabschnitte verinnerlicht. Für den Anfang sind fünf Minuten völlig ausreichend, später können Sie die Zeit nach Belieben steigern.

Natürlich können Sie sich auch ein Buch mit Übungs-CD kaufen oder einen Meditationskurs besuchen, wenn Sie nicht einfach so einsteigen möchten. Es gibt zahlreiche Bücher auf dem Markt und die Volkshochschulen bieten gute und erschwingliche Kurse an. Trotzdem: Nehmen Sie sich die nächsten fünf Minuten Zeit, und probieren Sie es einfach mal aus.

ÜBUNG: 5-MINUTEN-MEDITATION

1. Setzen Sie sich aufrecht hin, legen Sie die Hände Ihren Wünschen entsprechend ab. Lassen Sie die Schultern sinken und atmen Sie ein paarmal bewusst ein und aus, um sich zu entspannen.

2. Dann schließen Sie die Augen oder wenn Ihnen das unangenehm ist, halten Sie sie ein paar Millimeter geöffnet und richten den Blick vor sich auf den Boden ins Leere. Sie nehmen Ihre Umgebung und Geräusche noch wahr, Ihre Gedanken kommen und gehen und allmählich lassen Sie sich mit jedem tiefen Ausatmen immer mehr nach innen sinken.

3. Begeben Sie sich auf eine Bewusstseinsreise durch Ihren Körper und lassen Sie mit jedem Ausatmen ein Stück Anspannung abfließen. So können Sie nach und nach Ihre Füße und

Beine, Ihr Becken, den Rücken, Bauch, Brustkorb, Schultern, Arme, Hände, Nacken, Kopf und Gesicht entspannen. Richten Sie Ihre Aufmerksamkeit dabei mehr und mehr nach innen.

4. Schlüpfen Sie dabei in die Rolle der Zuschauerin. Sie nehmen das Außen noch wahr, es wird jedoch zunehmend gleichgültiger. Bewegungen, Gedanken können Sie ruhig wahrnehmen und ziehen lassen wie Wolken am Himmel. Schauen Sie ihnen zu, ohne daran hängen zu bleiben. Nehmen Sie die Rolle einer inneren Beobachterin ein, die die Dinge wahrnimmt, aber nicht mit ihnen verschmilzt. Kommen Sie in einen Zustand der Gelöstheit und gewinnen Sie Abstand zu den Dingen.

5. Wenn Ihr Wecker anzeigt, dass die Meditationszeit vorbei ist, strecken und räkeln Sie sich genüsslich, öffnen Sie dann die Augen und schauen Sie sich wach im Raum um, bevor Sie aufstehen. Versuchen Sie das Gefühl von Ruhe und Zentriertheit noch eine Weile mitzunehmen.

Meditationsmethoden

Es gibt unterschiedliche Möglichkeiten, auf was Sie Ihre Wahrnehmung beim stillen Sitzen konzentrieren können.

Atemmeditation: Hierbei wird der Atem nicht bewusst gesteuert, sondern dem Atemfluss zugeschaut. Beobachten Sie einfach sein Kommen und Gehen und das Heben und Senken Ihrer Bauchdecke. Atmen Sie tief aus, machen Sie eine kleine Atempause und lassen Sie erst dann den Atem wieder einströmen, wenn Ihr Körper das will. Der Atem gleicht so einer Welle, die kommt und geht. Wenn allzu viele Gedanken auftauchen, hilft es, einfach »ein« beim Einatmen und »aus« beim Ausatmen zu denken.

Klangmeditation: Diese Art der Meditation empfiehlt sich in der Gruppe. Sie können dabei Ihren Atem auch in einen Ton geben. Dabei singen Sie den Laut »OM« und hören im Wechsel den anderen Gruppenteilnehmern zu. OM gilt als der uranfängliche Laut, »der Klang der Lebenskraft«. Auch die Konzentration auf ein Musikstück oder auf einen Mediationstext kann die innere Ruhe vertiefen.

Gegenstandsmeditation: Stellen Sie eine brennende Kerze auf und schauen Sie entspannt und mit halb geschlossenen Augen in die Flamme. Nach einiger Zeit schließen Sie die Augen ganz und bilden die Flamme vor Ihrem inneren Auge ab. Wiederholen Sie dies, bis Sie sich innerlich ruhig fühlen.

Wie fühlen Sie sich?

Nachdem Sie sich mit einer Meditationsmethode vertraut gemacht haben, versuchen Sie bewusst wahrzunehmen, wie Sie sich durch diese bestimmte Übung fühlen. So kann das Üben einer bestimmten Sitzhaltung ein Gefühl von Halt oder Sicherheit vermitteln. Die bewusste Betrachtung des Atems kann zudem eine fließende Stimmung vermitteln, die es Ihnen leichter macht, sich von alten Gedanken zu lösen und Neues entstehen zu lassen. Nehmen Sie alle Empfindungen und Gefühle, die auftauchen, wahr, ohne zu werten oder etwas verändern zu wollen. Versuchen Sie, das Bewusstsein Ihrer inneren Ruhe zu vergrößern und über den Raum, in dem Sie sitzen, auszudehnen. Ihre innere Ruhe wird dabei immer tiefer. Versuchen Sie neben regelmäßigen Meditationen auch beim Yoga oder im Alltag zu meditieren. Je öfter es Ihnen so gelingt, vom Alltag Abstand zu nehmen, desto gelassener und weniger stressanfällig werden Sie. Und umso seltener greifen Sie zu schnellen Seelentröstern wie Süßigkeiten oder laufen Gefahr, Ihr Fastenvorhaben vorzeitig aufzugeben.

> **Wichtig:** Nur beobachten, nicht bewerten, was sich zeigt.

VERDAUUNGSHILFEN

Viele Menschen leiden unter Verdauungsproblemen, weil sie sich falsch ernähren, zu wenig bewegen, zu wenig trinken oder zu wenig Ballaststoffe zu sich nehmen, Medikamente mit womöglich schädlichen Nebenwirkungen schlucken oder zu viel Stress und Hektik in der Arbeit und im Alltag haben. Eine Fastenkur kann daher helfen, das Magen-Darm-System wieder in Gang zu bringen und zugleich den Körper zu reinigen. Dies gilt vor allem für längere (Heil-)Fastenkuren mit Wasser oder Brühe. Beim Intervallfasten kann sich der reinigende Effekt so nicht einstellen, schließlich essen Sie ja normalerweise an fünf von sieben Tagen ganz normal oder machen täglich nur für mehrere Stunden Essenspause. Vielleicht haben Sie aber das Gefühl, dass Sie Ihren Darm mal wieder mehr in Schwung bringen oder besser entleeren müssen. Oder Sie leiden ohnehin unter Verstopfung, dann bietet es sich an, am Anfang ein wenig nachzuhelfen. Wobei es bei einer chronischen Verstopfung wichtig wäre, ernsthaft etwas zu verändern, um wieder normalen Stuhlgang zu bekommen.

Im Grunde wird durch die Ernährungsumstellung auf ballaststoffreichere Kost und weniger Süßes sowie durch die höhere Flüssigkeitszufuhr beim Intervallfasten (mindestens 1,5 Liter reines kohlensäurefreies Wasser hilft, den Darm zu befeuchten und die Verdauung zu verbessern) automatisch ein besserer Stuhlgang erreicht. Vielleicht nicht sofort, aber ganz sicher allmählich.

Wenn Sie nicht so lange warten möchten und auf das eine oder andere Abführ-Helferlein setzen wollen, sollten Sie es jedoch nicht übertreiben: Denn Durchfall schwemmt jede Menge Mineralien und Nährstoffe aus dem Körper und bringt Ihre Darmflora erst recht durcheinander.

Man muss jedenfalls nicht sofort in die nächste Apotheke, um (meist teure) Abführhilfen zu bekommen. Setzen Sie stattdessen auf altbewährte und schonende Methoden.

Bei Verdauungsproblemen gibt es wirkungsvolle Hausmittel.

Natürliche Hausmittel

Dörrpflaumen: Am besten Sie weichen ungeschwefelte Dörrpflaumen aus dem Bioladen in Wasser über Nacht ein, trinken am nächsten Morgen das Wasser und essen die Pflaumen, dann ist es ziemlich wahrscheinlich, dass Sie am Morgen darauf die Wirkung spüren. Oder Sie entsteinen die Pflaumen und geben sie gemeinsam mit dem Einweichwasser in einen Mixer und trinken Ihren Pflaumenshake, eventuell mit einem frischen Stück Ingwer, auf leeren Magen. So oder so, falls das gewünschte Ergebnis nicht erreicht wird, können Sie mehr davon trinken, nur nicht zu viel auf einmal. Immer erst einmal die Wirkung bis zum nächsten Morgen abwarten.

Trockenfeigen: Mögen Sie keine Pflaumen? Dann versuchen Sie es mit anderen Trockenfrüchten, wie etwa ungeschwefelten Feigen. Diese enthalten lösliche und unlösliche Ballaststoffe, die beide den Darm reinigen. Schon fünf Feigen decken mindestens ein Fünftel Ihres täglichen Bedarfs an Ballaststoffen. Die Feigen sollten Sie mit einem Glas Wasser zu sich nehmen. Oder Sie weichen die Feigen in Wasser ein (schmeckt schön saftig!), essen die Früchte und trinken den Saft, bis beim Gang auf die Toilette die Ergebnisse sichtbar sind.

Leinsamen: Dieser quillt im Verdauungstrakt um ein Vielfaches auf. Dadurch entsteht Druck auf die Darmmuskulatur. Sie wird aktiviert, was dazu beiträgt, die Verstopfung zu beenden. Sie können bis zu dreimal täglich einen Esslöffel unzerkleinerten Leinsamen zum Essen einnehmen. Besonders ins Müsli lässt sich der Verdauungshelfer gut mischen. Wichtig dabei zu beachten: Wenn Sie auf Leinsamen setzen, müssen Sie viel trinken, damit genug Flüssigkeit zum Quellen da ist.

Flohsamenschalen: Für die Schalen des Flohsamens gilt das Gleiche wie für Leinsamen. Sie quellen, mit viel Wasser eingenommen, im Verdauungstrakt auf und helfen so dabei, das Stuhl-volumen zu vergößern. Außerdem unterstützen sie Bakterien im Darm, die die Verdauung ankurbeln, und helfen so auf sanf-te Weise nach. Fangen Sie mit einem Esslöffel an, den Sie in einem Glas lauwarmen Wassers verrühren und warten Sie die Wirkung ab. Bei Bedarf steigern Sie die Menge auf bis zu drei Esslöffel.

Rizinusöl: Vermutlich wusste es schon Ihre Oma: Ein bis zwei Esslöffel Rizinusöl auf nüchternen Magen wirken Wunder. Nach etwa zwei bis vier Stunden sollte die Verstopfung dann erst ein-mal ein Ende haben. Angenehmer ist es allerdings, das Rizinusöl in Form von Kapseln einzunehmen. Öl und Kapseln gibt's in Apotheken und Reformhäusern.

Aloe Vera: Aloe Vera ist gut für die Haut. Sie kann aber auch die Verdauung anregen. Das liegt an den Enzymen in der Pflanze. Sie helfen dabei, dass sich mehr salziges Wasser im Darm an-sammelt und so die Darmentleerung forciert wird. Aloe-Vera-Extrakt gibt's in Kapseln in der Apotheke – oder frisch aus dem Garten, wer entsprechend gepflanzt hat.

Wassermelonen: Sie besitzen ebenfalls abführende Eigenschaf-ten. Eine Scheibe Wassermelone kommt aber nur als allererstes Frühstück infrage, also immer und ausnahmslos auf leeren Ma-gen – und nur pur und nicht mit anderen Früchten gemischt. Sonst ist die Wirkung nicht so positiv. Außerdem kommt es im Verdauungssystem zu Gärungsprozessen. Die kleinen schwar-zen Kerne sind übrigens außerordentlich reich an Mineralien, diese sollten Sie langsam zerkauen und nicht wegwerfen.

Apfelessig: Morgens vor dem Frühstück ein Getränk aus 200 Milliliter Apfelessig mit Wasser verdünnt und eventuell nach Geschmack mit Honig gesüßt zu sich zu nehmen – auch das kann gegen Verstopfung helfen.

Sehr viele Menschen setzen auf Kaffee als Abführmittel. Richtig daran ist: Kaffee trägt dazu bei, dass Stresshormone ausgeschüttet werden. Das reizt die Darmschleimhaut – und sorgt für eine unnatürliche Darmentleerung. Besser ist es, auf zu viel Kaffee zu verzichten und auf natürliche Weise den Darm in Schwung zu bringen.

Scharfer Gemüsecocktail: Wenn Sie Gemüsesaft mögen, können Sie sich einen Cocktail gegen Verstopfung mixen. Zutaten sind eine Tasse Tomaten-, eine ¼ Tasse Karotten- und eine ½ Tasse Sauerkrautsaft. Wer es gerne scharf mag und verträgt, mischt eine Prise Pfeffer oder Chili oder im Entsafter eine ganze Chilischote hinzu. Chili regt nicht nur die Verdauung an. Es desinfiziert überdies den Verdauungstrakt und vertreibt Parasiten.

Olivenöl: Ein Teelöffel gutes, naturbelassenes Olivenöl oder auch Leinöl am Morgen ölt die Darmschleimhäute und kurbelt so die Verdauung und Ausscheidung an. Am besten rühren Sie das Öl unter Ihr Müsli, dann liegt es nicht so schwer im Magen.

Konjakpulver: Das aus der asiatischen Konjakwurzel gewonnene Pulver trägt ebenfalls dazu bei, die Darmperistaltik anzuregen, den Stuhlgang leichter zu machen und so die Verdauung besser zu regulieren. Konjakpulver verringert überdies zu hohe Blutfett- und Blutzuckerwerte, fördert den Aufbau einer gesunden Darmflora und hilft, schneller satt zu werden. Wie bei anderen natürlichen Abführhelfern auch muss man aber viel trinken.

Darm-Einlauf: Wenn Sie Ihre Verstopfung sofort loswerden wollen, ist ein Darm-Einlauf ratsam. Sie benötigen dafür einen

115

Irrigator aus der Apotheke, etwas Wasser und eine gute halbe Stunde Zeit (siehe Infokasten). Der Einlauf versorgt den Darm mit ausreichend Flüssigkeit und aktiviert die Peristaltik, was dafür sorgt, dass der Stuhl rasch ausgeschieden wird.

EINLAUF FÜR ZU HAUSE

Einen Einlauf selbst durchzuführen geht ganz einfach. Wenn Sie sich dennoch zu unsicher fühlen, fragen Sie Ihren Hausarzt oder Heilpraktiker, ob er Ihnen die Handhabung zeigt. Sie finden auch im Internet unter dem Stichwort »Einlauf selber machen« erklärende Videos.

● Zuerst stellen Sie alle für den Einlauf benötigten Gegenstände bereit:
  - Handtuch oder Schutzfolie
  - Irrigator
  - Fettcreme

● Lesen Sie sich die beiliegende Gebrauchsanweisung des Irrigators aufmerksam durch. Füllen Sie dann etwa 500 Milliliter körperwarmes Wasser in den Irrigator. Hängen Sie ihn anschließend ungefähr in Türklinkenhöhe auf. Öffnen Sie den kleinen Hahn und lassen Sie so viel Wasser ablaufen, bis sich keine Luftblasen mehr im Schlauch befinden. Fetten Sie anschließend das Darmrohr des Irrigators und den After mit etwas Creme ein. Legen Sie sich flach auf die linke Seite und ziehen Sie die Knie leicht an.

● Führen Sie das Darmrohr durch eine leichte Drehbewegung vorsichtig ca. zwei Zentimeter in den After ein. Das sollte Ihnen keinerlei Schmerzen verursachen. Öffnen Sie die Flüssigkeitsleitung langsam und lassen Sie das Wasser in den Darm fließen. Falls Sie dabei Schmerzen empfinden, brechen Sie den Einlauf sofort ab und suchen Sie Ihren Arzt auf.

● Wenn Sie fertig sind, ziehen Sie das Darmrohr vorsichtig wieder aus dem After und versuchen Sie, die Flüssigkeit noch ein paar Minuten im Darm zu behalten, bevor Sie auf die Toilette gehen.

Bewegung und Sport: Eigentlich sind wir darauf konditioniert, uns zu bewegen. Hängen wir nur träge herum, schaden wir auf Dauer auch dem Darm. Wie gut ihm Bewegung tut, können Sie spüren, wenn Sie Ihren Bauch im Uhrzeigersinn rund um den Nabel mehrmals täglich für jeweils zehn Minuten massieren. Am besten, Sie wechseln dabei zwischen sanften Massagestrichen und kräftigem Durchwalken ab – Ihr Darm wird sich bedanken, indem er deutlich lebendiger wird. Noch besser ist es natürlich, den Darm über den gesamten Körper zu bewegen. Schon unsere Großeltern wussten, warum sie auf den Verdauungsspaziergang nicht verzichten wollten!

GUT SCHLAFEN

Tief und ungestört zu schlafen ist genauso lebenswichtig wie richtig zu atmen, gesund zu essen und zu trinken und sich regelmäßig zu bewegen.

90 Prozent unserer Gesundheit sind vom Schlaf abhängig, so der US-amerikanische Schlafpionier William C. Dement. Besonders der Tiefschlaf gilt als äußerst wichtig für das Immunsystem und die Regenerationsprozesse im Körper. Auch das Gehirn sortiert sich erst im Schlaf und kommt zur Ruhe. Nicht zuletzt sorgt ausreichend Schlaf dafür, dass wir unser Gewicht halten und bei einer gesunden Ernährungsweise sogar abnehmen können. Denn wer genug schläft, lebt im richtigen Stoffwechselrhythmus.

Der Schlaf selbst durchläuft verschiedene Stadien. Er beginnt mit der ersten leichten Schlafphase (Stadium 1) und reicht bis zur vierten, der sogenannten Tiefschlafphase (Stadium 4). Diese gilt als Regenerationsphase des Körpers, jetzt werden auch überschüssige Fettreserven abgebaut: Der Organismus produziert mehr von seinem Baustoff Eiweiß als tagsüber, Muskelzellen werden aufgebaut, und die Hypophyse schüttet fast den gesamten Tagesbedarf des Körpers an Wachstumshormonen aus. Mit deren Hilfe können sich die Körperzellen teilen und reparieren. Die Gesamtdauer des Tiefschlafs ist bei allen Menschen in etwa gleich, denn er tritt in der Regel in den ersten drei Stunden des Schlafs auf. Ein Erwachsener verbringt etwa 20 Prozent der Nacht in diesem Schlafstadium. Im Alter verkürzen sich die Tiefschlafphasen.

Gesunder Schlaf und Stoffwechsel

Aus physiologischer Sicht stellt Schlaf ein bestimmtes Muster von neurochemischen und elektrischen Prozessen im Gehirn dar. Diese Vorgänge steuern über das Hormonsystem und das vegetative Nervensystem auch die Stoffwechsel- und Immunprozesse in unserem Körper. Schlafmangel bringt, so fanden US-amerikanische Wissenschaftler im Rahmen einer Studie heraus, unseren Schlaf-Wach-Rhythmus aus dem Takt und damit den Zyklus aus Nahrungsaufnahme, Energieverbrauch, Stoffwechsel und Hormonhaushalt: Wer wenig schläft, wird demnach eher dick, auch wenn er nicht mehr isst als ein Langschläfer. Schlaffördernde Lebensgewohnheiten können deshalb dazu beitragen, dem Übergewicht vorzubeugen (siehe ab Seite 120).

Der Versuch einer Lübecker Forschungsgruppe zeigte, dass selbst bei jungen, gesunden Testpersonen der Stoffwechsel Achterbahn fuhr, sobald sie eine Woche lang täglich nur vier Stunden schlafen durften. Ihr Blutzuckerspiegel war nicht mehr stabil und die Probanden zeigten eine erhöhte Insulinresistenz. Das bedeutet, dass die Wirksamkeit des Insulins im Muskel nachlässt. Die Aufnahme und Verbrennung von Zucker und Fett werden schlechter. Zudem waren der Blutdruck ebenso wie der Spiegel des Stresshormons Cortisol erhöht.

Zu wenig Schlaf und Übergewicht hängen meist zusammen.

Nun fragen Sie sich wahrscheinlich, wie viel Schlaf Sie brauchen. Aus der Schlafforschung wissen wir, dass eine gesunde Nachtruhe und ein reibungsloser Fettabbau eng miteinander zusammenhängen. Als Richtmenge sind sieben bis acht Stunden Schlaf empfehlenswert. Orientieren Sie sich trotzdem an Ihrem persönlichen Schlafbedürfnis und nach Ihrem Wohlbefinden. Je müder Sie abends beim Zubettgehen sind, desto intensiver fällt Ihr Tiefschlaf aus. Dabei erholen Sie sich am besten. Als beste Zeit gilt das Einschlafen vor ca. 23 Uhr +/- eine Stunde, um die Tiefschlafphasen zwischen 23 und 2 Uhr zu nutzen.

Typische Schlafstörer

Es gibt allerdings viele Schlafstörer, bei Frauen sind dies vor allem die Schwangerschaft und die Menstruation. Die verschiedenen Phasen der weiblichen Regel wirken sich nicht nur auf den Appetit, sondern auch auf das Schlafmuster aus. Je gestörter der (Tief-)Schlaf, desto stärker ist die Tendenz zu Gewichtsschwankungen bzw. zu einer Gewichtszunahme. Insbesondere in der prämenstruellen Phase wachen manche Frauen nachts öfter auf und träumen häufiger und intensiver. Andere Frauen klagen dagegen über Müdigkeit und Erschöpfung am Tag und haben ein erhöhtes Schlafbedürfnis. Im Allgemeinen treten Schlafprobleme zu Beginn der Menstruation auf und klingen danach wieder ab. Bei manchen Frauen können menstruell bedingte Spannungen und Reizbarkeit aber auch zu länger anhaltenden Schlafstörungen bis hin zu chronischer Schlaflosigkeit führen.

Manche Veränderungen des Schlafes hängen auch mit dem natürlichen Alterungsprozess zusammen. So verkürzen sich beispielsweise im Laufe des Alters bei Männern wie bei Frauen die Tiefschlafphasen, und der Schlaf wird flacher. Gleichzeitig wacht man nachts öfter auf. Besonders in den Wechseljahren treten bei Frauen häufiger Schlafstörungen auf. Die Veränderungen der Geschlechtshormonspiegel wirken sich dabei zum einen direkt auf den Schlaf aus und beeinflussen zudem andere wichtige Botenstoffe, die ihrerseits das Schlafgeschehen beeinflussen. Doch auch nach der Menopause treten häufig bestimmte Schlafstörungen auf. Dazu gehören Atmungsstörungen im Schlaf, Schnarchen und eine starke Tagesmüdigkeit. Vermutlich hängt dies mit der Abnahme des Geschlechtshormons Progesteron zusammen.

Natürlich können auch körperliche Beschwerden wie Arthritis, Sodbrennen, Schmerzen, erhöhter Harndrang sowie die Einnahme von Medikamenten den Schlaf beeinträchtigen.

Frauen leiden hormonell bedingt häufiger unter Schlafstörungen.

Erholsamer Schlaf: Das können Sie tun

Schlafstörungen werden allzu häufig als Banalität abgehandelt, die sich eines schönen Tages von selbst erledigen. Das ist jedoch nicht richtig: Ständige Schlafstörungen, die unbehandelt bleiben, können insbesondere Frauen in ihrer Leistungsfähigkeit so einschränken, dass sie ihr allgemeines Wohlempfinden stören und soziale Beziehungen belasten. In solchen Fällen ist es ratsam, einen Arzt aufzusuchen. Er entscheidet, ob er Sie an einen schlafmedizinischen Experten zur genaueren Untersuchung Ihres Schlafes überweist. In einem schlafmedizinischen Zentrum kann der Schlaf per Monitor überwacht und bewertet werden. Die Aufzeichnungen ermöglichen es Ihrem Arzt, einen passenden Behandlungsplan aufzustellen.

Sie können aber auch versuchen, sich selbst zu helfen. Möglichkeiten gibt es genug:

- Gehen Sie nach dem Mittagessen hinaus ins Freie. Setzen Sie sich in einen Park oder machen Sie einen Spaziergang! Jetzt herrscht die höchste Lichtintensität des Tages. Unter der Einwirkung von Tageslicht wird Serotonin gebildet. Dieses wird in das Einschlafhormon Melatonin umgewandelt und nachts in den Körper abgegeben.

- Bewegen Sie sich tagsüber viel. Gehen Sie so oft wie möglich zu Fuß oder benutzen Sie das Fahrrad. Verzichten Sie auf Aufzüge und Rolltreppen und steigen Sie Treppen. Jede Art von Bewegung sorgt dafür, dass Ihr Körper abends auch wirklich umschalten kann auf Entspannung. Ein abendlicher Spaziergang zum Abschluss eines hektischen Tages bewirkt oft Wunder.

- Essen Sie am besten zwischen 17 und 18 Uhr zu Abend. So gönnen Sie Ihrem Körper eine extra lange Verdauungspause. Es wird mehr Wachstumshormon ausgeschüttet als bei einer späteren Mahlzeit.

- Gerade in der Zeit vor und nach dem Abendessen sollten Sie sich eine bewusste Auszeit vom Tagesstress nehmen. Gehen Sie ab einer selbst gesetzten Uhrzeit nicht mehr ans Telefon und schalten Sie am besten auch den Fernseher, das iPad oder den Laptop aus. Im Gehirn sorgen die Signale aus dem Fernseher für ständige Weckrufe. Genießen Sie stattdessen entspannungsfördernde Schlafrituale: Ein warmes Bad, eine Kanne Schlaftee, entspannende Musik, eine Meditation.

- Achten Sie auf die richtige Temperatur im Schlafzimmer und auf die richtige Bettwäsche. Ihr Schlafzimmer sollte der ruhigste Raum der Wohnung/des Hauses sein. Für eine behagliche Nachtruhe sollte Ihr Bett bequem und groß genug sein, die Matratze von guter Qualität und aus natürlichen Materialien. Die Matratze muss den Körper vor allem in den Tiefschlafphasen, während die Muskulatur erschlafft, gut stützen. Lüften Sie Ihr Schlafzimmer vor dem Schlafengehen. Bei offenem Fenster und möglichst kalten Temperaturen zu schlafen, galt lange Zeit als gesund, ist aber falsch: Schlafmediziner der Charité Berlin empfehlen eine nächtliche Raumtemperatur zwischen 16 und 23° Grad Celsius. Achten Sie auch darauf, dass das Schlafzimmer gut abgedunkelt ist, da Lichteinfall von außen beim Durchschlafen stören kann. Bei zu hellen Räumen helfen auch Schlafbrillen à la Audrey Hepburn.

- Verzichten Sie abends möglichst auf koffeinhaltige Getränke (Kaffee, schwarzer oder grüner Tee) und Alkohol. Damit unterstützen Sie auch die Fettverbrennung in der Nacht. Nahrungsmittel mit viel Vitamin E (siehe Seite 40) können ebenfalls zu einem besseren Schlaf verhelfen. Sollten starke Hitzewallungen zu dauerndem Schlafmangel führen, können Östrogenpräparate weiterhelfen. Erkundigen Sie sich bei Ihrem Hausarzt.

- Gehen Sie möglichst jeden Tag zur selben Zeit schlafen und stehen Sie immer zur selben Zeit auf. Bleiben Sie morgens nicht im Bett liegen, auch wenn Sie aufgrund einer unterbrochenen Nachtruhe noch müde sein sollten. Stehen Sie recht früh auf und halten Sie sich an einen strukturierten Tagesablauf mit festen Mahlzeiten, Terminen für Yoga oder Krafttraining, Sportkursen oder anderen Tätigkeiten. Halten Sie regelmäßig einen kurzen Nachmittagsschlaf, falls Ihnen das guttut. Sollten Sie trotz dieser Schlaftipps tagsüber weiter sehr müde sein, wenden Sie sich bitte an Ihren Hausarzt.

Das Ehebett ist laut dem Schlafforscher Paul Rosenblatt von der University Minnesota nicht selten die Ursache dafür, dass Frauen schlecht schlafen. Das Schnarchen eines Partners, meist des Mannes, gilt dabei als wichtigste Ursache für die Störung. Eine Studie der britischen Gesellschaft für Schlafapnoe aus dem Jahr 2007 zeigte, dass schnarchende Schläfer ihre Partnerin um zwei Stunden ihres Schlafs brachten.

Nimmt man eine Beziehungsdauer von 24 Jahren an, ergibt sich daraus der Verlust von zwei Jahren Lebenszeit. Nicht zuletzt ist Schnarchen kombiniert mit Schlafdefizit der Lustkiller schlechthin. Im Zweifelsfall empfiehlt sich ein eigenes Schlafzimmer. Das verbessert nicht nur Ihren Schlaf, sondern kann sogar für eine bessere Atmosphäre in der Beziehung sorgen.

DAS PLUS: MEHR MUSKELN!

Nur durchs Fasten und Abspecken verschwinden die Fettzellen nicht so ohne Weiteres. Sie leeren sich nur und lauern weiter auf Nachschub. Überlisten lassen Sie sich durch eine stoffwechselgerechte Ernährung, die durch Kraft- und Muskelaufbautraining ergänzt wird. Muskelzellen als die natürlichen Gegner der Fettzellen lassen sich durch ein entsprechendes Training in jedem Alter aufbauen, auch wenn Sie noch nie zuvor mit Krafttraining zu tun hatten. Werden die Muskeln nicht gefordert, schwinden sie – und das schon ab dem 25. Lebensjahr. So erhöht sich auf der einen Seite das Verletzungsrisiko, auf der anderen senkt sich so der Grundumsatz ab. Denn sogar in Ruhe, also beim Sitzen, Stehen oder Liegen, ist der Energieverbrauch von trainierten Muskeln höher als der von Fettgewebe. Außerdem sorgen mehr Muskeln für eine bessere Haltung sowie eine fitte und starke Ausstrahlung und einen Straffungseffekt.

Wer mithilfe des Intervallfastens abnehmen will, sollte deshalb auch am Aufbau seiner Muskeln arbeiten. Dem Stoffwechsel stehen dann mit der Zeit immer mehr und besser ausgebildete Verbrennungsmotoren in den Muskelzellen (Mitochondrien) zur Verfügung. Die sorgen für eine Erhöhung des ständigen Kalorienverbrauchs: In einem Jahr kann jedes Kilogramm Extramuskulatur 1,5 Kilogramm Fettgewebe abbauen. Doch Vorsicht: nicht ständig mit der Waage prüfen, ob sich in Sachen Gewichtsabnahme schon etwas tut. Regelmäßiges Krafttraining übt durch Muskelzug an den Knochen einen Knochenaufbaureiz aus. Diese neu gewonnenen Kraftpakete sehen besser an Ihnen aus, wiegen allerdings schwerer als Fett. Orientieren Sie sich also – wenn Sie regelmäßig trainieren – nicht an Kilogramm oder an Ihrer aktuellen Konfektionsgröße: Machen Sie stattdessen den Hosentest. Sobald die Lieblingsjeans nicht mehr zwackt und sich keine Röllchen mehr über dem Bund bilden, hat sich Ihr Training bereits bezahlt gemacht. Freuen Sie sich bei Ihrem Training über eine langsame aber stetige Figurstraffung – aber eben am ganzen Körper und in Ihrem Tempo.

Die besten Ergebnisse erzielen

Ein kontrolliertes Bewegungstraining ist ideal. Übertreiben Sie es nicht, fangen Sie langsam an und steigern Sie sich mit der Zeit. Zu Beginn kann es sinnvoll sein, ein Fitnesscenter unter geschulter Anleitung zu besuchen, sich einer Trainingsgruppe anzuschließen oder mit einem Personal Trainer zu arbeiten, der Sie individuell betreut (wenn Sie sich das leisten können). Genauso empfehlenswert ist ein Einführungskurs (Laufgruppe, Inlinergruppe, Fahrradtreff, Bauch-Beine-Po-Kurs etc.).

Bei Gelenkbeschwerden und stärkerem Übergewicht (BMI über 30) sollten Sie am besten mit gelenkschonenden Sportarten beginnen, wie Aqua-Fitness, Schwimmen, Walken oder Ergometer-Training. Vor allem in solchen Fällen

Ein sanfter Einstieg schützt vor Überforderung.

ist es sinnvoll, auf Kraft nicht in Eigenregie zu trainieren, sondern in einem Fitnessstudio oder entsprechenden Kurs bei Ihrem Sportverein und unter fachkundiger Anleitung. Ein paar Faustregeln sollten Sie dabei aber stets beachten:

- Gerade Anfänger, Menschen mit stärkerem Übergewicht oder Senioren fällt Krafttraining anfangs oft viel leichter als Ausdauersportarten. Denn sie sind einfach und zeitsparend: Ein kurzes Zirkelprogramm mit sechs Übungen für alle großen Muskeln dauert nur fünf, sechs Minuten und bringt gerade Ungeübten gute Erfolge. An zwei Tagen pro Woche sollten sie das Herz- und Kreislauftraining deshalb durch ein Krafttraining ergänzen. Dann ist der Körper bereits gut durchblutet und Sie sparen sich das Aufwärmen.

- Fangen Sie langsam an, üben Sie konzentriert und atmen Sie dabei in Ihrem Rhythmus, damit die Muskeln gut mit Sauerstoff versorgt werden. Die Belastungsdauer sollte 45 Sekunden pro Übung betragen (nur ein Durchgang bei jeweils 10 bis 15 Wiederholungen). Dieses sogenannte Ein-Satz-Training ist für Untrainierte in den ersten Wochen sehr wirkungsvoll. Besitzen Sie mehr Trainingserfahrung, können Sie mit mehr Sätzen trainieren; als ideal gelten drei Sätze mit Wiederholungen zwischen 10 und 25 Mal.

- Nur durch Training bekommen Sie keine Muskeln. Denn der Muskelaufbau findet erst statt, wenn sich die Muskeln vom Trainingsreiz erholen. Das liegt daran, dass sie jetzt die Energiespeicher erweitern, um für zukünftige Belastungen vorzusorgen. Deshalb sollten sich Belastungs- und Erholungsphasen immer abwechseln. Also immer 48 Stunden Pause zwischen zwei Workouts einhalten. Erst durch die langsame stetige Belastung wachsen Muskelzellen über ihr Ausgangsniveau hinaus.

- Im Wartezimmer beim Arzt oder bei längeren Konferenzen die Fersen heben und senken, zunächst links und rechts im Wechsel, dann gleichzeitig. Diese kleine Übung kräftigt Ihre Wadenmuskulatur und ist gut gegen schwere Beine, denn sie unterstützt die Venen.

- In der Schlange an der Supermarktkasse beim Ausatmen den Beckenboden anspannen und beim Einatmen wieder entspannen. Ganz im eigenen Atemrhythmus. (Stellen Sie sich den Beckenboden als Blume vor: Beim Einatmen öffnet sie sich durch den Luftstrom, der tief ins Becken fließt, beim Ausatmen schließt sie sich.)

- Im Auto im Stau den Po fest zusammenkneifen und dabei den Bauch einziehen, langsam bis 15 zählen. Dabei normal weiteratmen. Die Übung wiederholen, so oft sie mögen.

- Wenn Sie eine Treppe im Bürogebäude haben, können Sie so die vorderen und hinteren Beinmuskeln stärken:
  1. Laufen Sie zum Aufwärmen die Treppe bis zum nächsten Stock je nach Kondition ein- oder zweimal hoch und wieder runter.
  2. Dann treten Sie mit dem rechten Bein auf die erste Treppenstufe und lassen das linke folgen, sodass Sie mit beiden Beinen auf der Stufe stehen. Nun treten Sie mit dem rechten Bein wieder nach unten und lassen das linke folgen, bis beide Füße wieder parallel nebeneinanderstehen.
  3. Wiederholen Sie diesen Ablauf je nach Kondition 10 bis 15 Mal und vergessen Sie dabei das Atmen nicht! Dann wiederholen Sie die Step-ups, indem Sie mit dem linken Bein zuerst auf die Stufe treten.

- Diese Übung stärkt Ihre Rückenmuskeln und lässt sich problemlos auch im Büro durchführen. Sie brauchen lediglich ein Tuch:
  1. Stehen Sie aufrecht, die Füße hüftbreit auseinander. Nehmen Sie nun das Tuch so in beide Hände, dass sie schulterbreit auseinander sind, und strecken Sie die Arme nach oben aus.
  2. Ziehen Sie das Tuch fest nach beiden Seiten auseinander. Die Spannung halten und das Tuch nach hinten und unten zum Nacken ziehen. Dabei ausatmen und die Schulterblätter leicht zusammenziehen.
  3. Arme wieder nach oben strecken, ohne die Spannung des Tuchs zu lösen, dabei einatmen. 10 bis 15 Mal wiederholen.

Gerade für Ungeübte kann beim Intervallfasten die Versuchung, die eine oder andere Ausnahme zu machen, relativ groß sein. Wie aber schaffen Sie es, Ihre Ziele wirklich zu erreichen? Diese Tipps zum Durchhalten sollten Ihnen helfen:

Hungergefühle: Lassen sich meistens nicht vermeiden. Wenn Sie zu arg werden, sollten Sie viel trinken und sich mit Atemübungen oder Spazierengehen ablenken. Es hilft, wenn Sie sich daran erinnern, dass Ihr Fastentag mit dem Schlafengehen beendet ist und Sie morgen wieder normal essen dürfen. Machen Sie sich auch klar, dass ein Happen gegen den Heißhunger nur wieder die Insulinproduktion ankurbelt und das Hungergefühl sich stärker als zuvor meldet. Vermeiden Sie gerade in der Anfangszeit möglichst den Geruch und den Anblick von Essen, um Hungergefühle nicht zu verstärken.

Ess-Strategie: Sie sollten an den Esstagen möglichst dann Nahrung zu sich nehmen, wenn Sie hungrig sind, und aufhören zu essen, wenn Sie ein angenehmes Sättigungsgefühl spüren. Zur richtigen Ess-Strategie gehört auch, dass Sie sich vor dem Fastentag abends nicht den Bauch vollschlagen, um Reserven für den nächsten Tag aufzubauen. Sagen Sie sich, dass Sie am nächsten Tag auch so durchhalten werden. Wenn Sie das ein paar Mal geschafft haben, werden Sie merken, dass das Bedürfnis nachlässt, auf Vorrat zu essen.

Magenbeschwerden: Diese sind (kombiniert mit Blähungen) nach einem Esstag durchaus möglich, vor allem, wenn Sie zu schwer gegessen haben. Dagegen hilft ein Tee mit Anis, Kümmel und Fenchel – plus eine Wärmflasche. Auch ein Esslöffel Heilerde kann den Magen beruhigen.

Motivationsprobleme: Machen Sie sich stets klar, was Sie erreichen wollen und wie toll es wäre, das auch wirklich zu schaffen. Deshalb sollten Sie mit Belohnungsstrategien arbeiten: Ist ein Zwischenziel (so und so viele Kilo weniger, straffere Muskeln) erreicht, sollten Sie dies feiern oder sich in irgendeiner Form belohnen, egal ob durch einen Theaterbesuch mit Ihrem Liebsten bzw. Ihrer Liebsten, ein neues Kleidungsstück oder Blumen für die Wohnung.

Fastentagebuch: Auch das hilft, beim Intervallfasten dabeizubleiben. In das Fastentagebuch können Sie alles hineinschreiben, was Sie bewegt: Ihre Pläne, Ihre Ziele, Ihr Gewicht und wie es sich verändert, was Sie gegessen und getrunken und wie Sie darauf reagiert haben. Ob Sie sich bewegt und es geschafft haben, auf Alkohol, Zucker oder Tabak zu verzichten, wie es Ihrem Kreislauf geht – und was Sie nicht einkaufen müssen. Vielleicht findet sich darin auch Platz für Ihre Gedanken, Gefühle, Ihre Stimmung. Sie können in diesem Tagebuch die besondere Zeit des Fastens festhalten. Beim nächsten Fasten können Sie auf diesen Erfahrungsschatz zurückgreifen.

Freizeit: Das Intervallfasten wird Ihnen leichterfallen, wenn Sie Ihre Freizeit bewusst nutzen, egal ob Sie ein Buch lesen, vernachlässigte Freunde treffen, wieder mit den Malen anfangen oder Ihren Küchentisch abschleifen und neu lackieren. Auch das gibt Ihnen Kraft, die Sie fürs Intervallfasten brauchen.

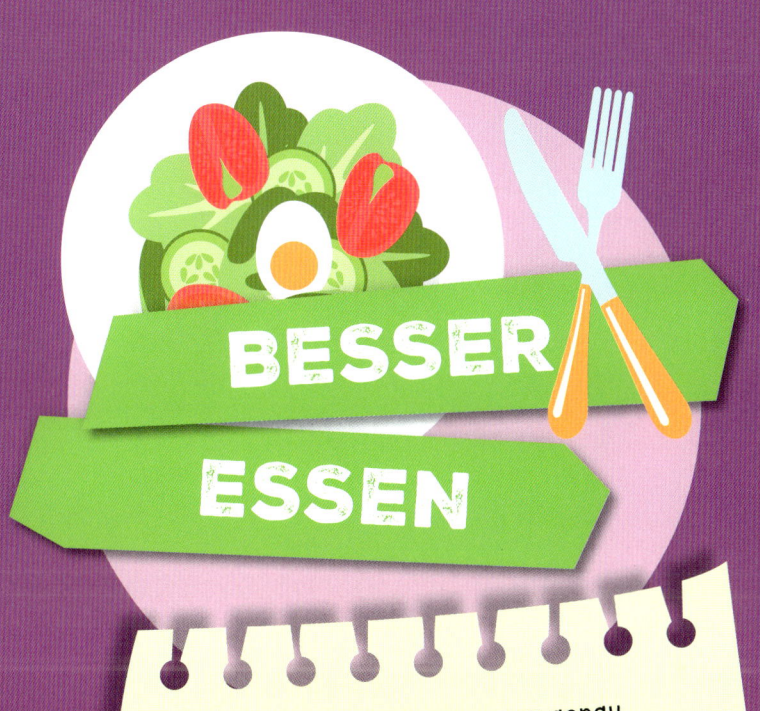

BESSER ESSEN

Eigentlich weiß Ihr Körper ganz genau, was er braucht und was ihm guttut. Durch das Intervallfasten lernen Sie, wieder besser auf ihn zu hören und Ihr Essen viel bewusster zu genießen. Die köstlichen Rezepte um die 500 kcal für die modifizierten Fastentage beim wöchentlichen Fasten sowie Suppenrezepte für das Suppenfasten helfen Ihnen dabei.

GESUND ESSEN
geht einfach

Wer sich gesund ernährt und ohne Übergewicht durchs Leben geht, erhöht seine Lebenserwartung und hat ein geringeres Risiko, typische Zivilisationskrankheiten wie Diabetes, Herzinfarkt oder Krebs zu bekommen.

Wie aber können wir uns vollwertig ernähren, sodass die Nährstoffe, die Energie liefern, in einem ausgewogenen Verhältnis stehen? Was müssen wir essen, damit wir ausreichend Vitamine, Mineralstoffe, Ballaststoffe und sekundäre Pflanzenstoffe bekommen? Sicher ist: Es kommt auf die Mischung an. Wer zu viel Pfunde auf den Rippen hat, isst zu wenig vom Richtigen.

Am Anfang Ihrer Überlegungen können Sie sich auf jeden Fall die Frage stellen: Gibt es dieses Lebensmittel ohne die Hilfe der Lebensmittelindustrie? Wenn nein, ist dies ein Indiz dafür, dass es nicht unbedingt gesund ist, wie zum Beispiel Tiefkühlpizza, Chips oder Fruchtjoghurt. Produkte, die mit billigem Fett frittiert, mit Farbstoffen »verschönert«, mit Geschmacksverstärkern aufgepeppt, mit Konservierungsstoffen länger haltbar gemacht, mit Süßungsmitteln auf süß getrimmt wurden, sollten Sie generell meiden. Das heißt aber nicht, dass keine Ausnahmen möglich sind. Sie sollten sich beim Essen nicht ständig selbst geißeln, sondern auch Ihre Gelüste ausleben.

Bei den Ernährungs-Basics bin ich im Zusammenhang mit den Nährstoffen bereits ausführlich auf gesunde und ungesunde Nahrungsmittel eingegangen. Hier möchte ich Ihnen noch mal eine kurze Übersicht in Bezug auf unsere Hauptlebensmittel Getreide, Milch, Fleisch, Eier und Co. geben. Denn die einen Experten raten das, die anderen jenes. Hierzu noch einmal ein paar Empfehlungen.

Ernährungs-Basics auf einen Blick

Getreide: Es macht Millionen Menschen satt, wird aber in einer Form verarbeitet und gegessen, die uns nicht unbedingt guttut. Wir essen Toast, Brote, Gebäck und Kuchen, in denen jede Menge stärkehaltiges Weißmehl steckt. Schlimmstenfalls enthalten diese Produkte auch viele künstliche Zusätze wie Antischimmelmittel, Phosphate, Mehlbehandlungsmittel oder Aromastoffe. Ein weiterer Nachteil: Wer viel Getreide zu sich nimmt, neigt dazu, sich weniger Salate und Gemüse auf den Teller zu legen, die deutlich mehr Vitalstoffe enthalten. Wenn Sie zu Getreidewaren greifen, sollten Sie deshalb darauf achten, dass Sie möglichst naturbelassene Vollkornprodukte auswählen und statt Weizen alte Getreidesorten wie Dinkel, Emmer, Einkorn, Wildroggen oder auch Gerste verwenden.

Milchprodukte: In Maßen genossen, lässt sich dagegen nichts sagen, sofern Sie auf Milchprodukte nicht allergisch reagieren. Eigentlich gehört Milch aber nicht zu unserer ursprünglichen Nahrung, außer als Säugling die Muttermilch, bis wir andere Nahrung verdauen können. Das gilt prinzipiell auch für Kuh-Schaf und Ziegenmilch, die für die Kälber, Lämmer und Zicklein da ist, bis sie selbstständig Gras und Kräuter fressen und verdauen können. Hinzu kommt: Denken Sie daran, dass Milch und Käse die weniger guten Omega-6-Fettsäuren reichlich enthalten.

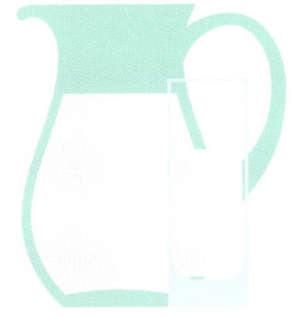

Fleisch: Schon für unsere Vorfahren, die Jäger und Sammler, war Fleisch überlebensnotwendig. Wir sollten aber nicht jeden Tag Fleisch essen, nur weil es heutzutage teilweise extrem billig im Supermarkt zu haben ist. Wenn wir uns Schnitzel, einen Braten oder Würste leisten wollen, sollten Sie von bester Qualität sein, am besten von Tieren, die möglichst artgerecht gehalten werden. Auch sollte das Fleisch möglichst aus der Region stammen. Solches Fleisch schmeckt nicht nur besser als das aus der Massentierhaltung. Es enthält auch mehr gesunde Eiweiße, Mineralstoffe und Vitamine (B_1, B_6 und B_{12}). Weißes Fleisch (Geflügel) ist dabei, was die Gesundheit angeht, rotem Fleisch (Rind, Schwein) vorzuziehen.

Eier: Sie sind für die Deckung des Eiweißbedarfs eine unschätzbare Quelle, da sie alle neun essenziellen Aminosäuren (siehe Seite 35) enthalten. Außerdem sind sie eine wichtige Omega-3-Fettsäure-Quelle und enthalten viele Mikronährstoffe, Vitamine (D, B, K), Mineralstoffe und Jod. Die Nährstoffe befinden sich sowohl im Eigelb als auch im Eiweiß, wobei der größere Anteil im Eidotter steckt. Da ein Ei nur knapp 70 Kalorien hat und dabei bloß 0,5g Kohlenhydrate enthält, ist es auf jeden Fall ein Lebensmittel, das Sie jeden Tag essen dürfen. Solange Sie darauf

ESSEN – LANGSAM UND BEWUSST

Einer der wichtigsten Faktoren beim Essen ist Zeit: Gönnen Sie sich ganz bewusst eine längere Pause für Ihre Mahlzeiten und essen Sie nicht nebenbei. Wenn Sie sich schon die Mühe gemacht haben, achtsam einzukaufen und Ihr Essen liebevoll zuzubereiten, wäre es jammerschade, es vor dem Fernseher oder während Sie die E-Mails checken »nebenher« zu sich zu nehmen. Das gilt generell an den normalen Esstagen, aber ganz besonders beim täglichen Fasten und beim modifizierten wöchentlichen Fasten, wo Sie das Wenige, das Sie essen dürfen, ganz besonders achtsam essen sollten. Ganz wichtig: Kauen Sie Ihr Essen gut, denn erstens wird es verträglicher, da Sie Ihrem Magen schon viel Arbeit abnehmen, und zweitens fördert es Ihr Sättigungsempfinden und hilft so beim Abnehmen.

achten, Bioeier zu kaufen, denn nur dann können Sie sicher sein, dass die Hühner nicht in Käfigen gehalten wurden und ökologisches Futter ohne Antibiotika und Gentechnik erhalten haben.

Fette: Sie sind für die Ernährung wichtig, weil sie uns lebensnotwendige essenzielle Fettsäuren liefern. Fett ist allerdings nicht gleich Fett, es kommt darauf an, wie wir es und welches Fett wir zu uns nehmen. Die Europäische Behörde für Lebensmittelsicherheit (European Food Safety Authority) rät, möglichst wenig gesättigte Fettsäuren (zum Beispiel in Butter, Wurst- und Käseaufschnitt) aufzunehmen. Sie reichern auf Grund ihrer chemischen Struktur die Fettdepots weiter an, tragen somit zu Übergewicht bei und erhöhen das Risiko von Herz-Kreislauf-Krankheiten. Stattdessen sollten Sie auf essenzielle Fette setzen, die sich zum Beispiel in Fischen, Nüssen und Samen finden. Bevorzugen Sie auch pflanzliche Öle und Fette (z. B. Raps- und Olivenöl). Achten Sie auch auf unsichtbares Fett, das in Fleischerzeugnissen, Milchprodukten, Gebäck und Süßwaren sowie in Fast Food und Fertigprodukten meist enthalten ist. Und vergessen Sie nicht: Problematisch wird eine hohe Fettzufuhr für den Menschen erst dann, wenn sie oder er gleichzeitig auch viele Kohlenhydrate zu sich nimmt. Einen großen Bogen sollten Sie um Lebensmittel mit Vermerken wie »Enthält gehärtete Fette« oder »pflanzliches Fett, z. T. gehärtet« wie etwa Margarine machen. Alle diese Kunstfette sind ungesund.

Gemüse: Essen Sie möglichst viel Gemüse, egal ob Spinat, Mangold, Wirsing, Blattsalate oder Grünkohl – vor allem grüne Pflanzen enthalten alles, was wir benötigen, und nichts, was überflüssig oder schädlich wäre, und sind darüber hinaus wichtige Omega-3-Fettsäure-Lieferanten. Beim Einkauf sollten Sie darauf achten, dass Gemüse und Salat frisch sind und möglichst aus ihrer Region kommen, denn dann sind die lebenswichtigen Vitamine, Mineralien, Spurenelemente und sekundären Pflanzenstoffe noch besser erhalten. Gemüse sollten Sie möglichst nicht lange und nur mit wenig Wasser kochen, es schmeckt dann nicht nur besser, so bleiben auch mehr Nährstoffe im »Grünzeug«.

Obst: Auch das gehört selbstverständlich zu einer gesunden Ernährung, wobei der Gemüse- gegenüber dem Obstanteil überwiegen sollte. Denn Obst enthält neben Vitaminen, gesundheitsfördernden Pflanzenstoffen, Ballaststoffen und Enzymen auch Fruktose, also Fruchtzucker, der im Gemüse in deutlich geringerem Maße enthalten ist. Auch hier gilt: Bevorzugen Sie beim Einkauf heimische Ware und am besten alte Obstsorten, etwa bei Äpfeln. Diese enthalten mehr Mineralstoffe als neue Sorten. Damit Sie etwas davon haben, sollten Sie das Obst aber mit Schale verzehren.

Zucker und Salz: Verzehren Sie Zucker und Lebensmittel, die mit verschiedenen Zuckerarten (zum Beispiel Fruktose- oder Glukosesirup) hergestellt wurden, möglichst selten. Würzen Sie kreativ mit Kräutern und Gewürzen und wenig Salz. Wenn Sie Salz verwenden, dann angereichert mit Jod und Fluorid.

Getränke: Verzichten Sie so gut es geht auf süße Getränke, auch auf diejenigen, die mit dem Slogan »ohne Zucker« werben und somit schädliche Zuckerersatzstoffe enthalten. Gewöhnen Sie sich an, stilles Wasser und Tee zu trinken – etwa 1,5 Liter jeden Tag. Alkohol sollte nicht zur täglichen Gewohnheit werden, schon gar nicht in großen Mengen. Aber wie gesagt: Sie müssen sich nicht kasteien. Wenn Ihnen mal nach einem leckeren Erdbeer-Coctail zumute ist oder Sie Lust auf ein gutes Glas Wein haben, dann genießen Sie es einfach zwischendurch.

WOHLFÜHL- REZEPTE

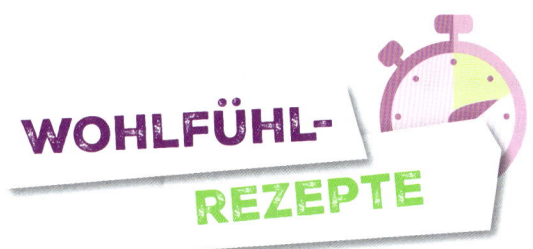

Auf den folgenden Seiten finden Sie köstliche Rezepte, die ca. 500 kcal haben, wobei die Smoothies und Suppen teilweise deutlich unter dieser Kalorienmenge liegen. Alle Rezepte eignen sich für eine Mahlzeit an den modifizierten Fastentagen beim wöchentlichen Fasten. Wenn Sie einen ganzen Suppen-fastentag pro Woche einlegen (oder auch zwei) können Sie drei-mal am Tag eine der vorgeschlagenen Suppen essen. Und falls Sie mal keine Lust auf Suppe haben sollten, können Sie auch die tollen grünen Smoothies probieren – die machen satt und fit. Alle Rezepte können Sie grundsätzlich auch super für Entlas-tungs- und Aufbautage nach längerem Fasten nutzen. Außerdem eignen sie sich auch für normale Esstage, an denen Sie sich kalo-rienbewusst und gesund ernähren möchten. Am besten ist dabei die Kombination aus zweimal flüssiger und einmal fester Nah-rung. Da viele Gerichte reichlich Chlorophyll und Bitterstoffe enthalten, sind sie auch als kleine Detoxmahlzeit zwischendurch ideal, denn sie stärken damit die Leber und fördern so die Ent-giftungseffekte.

Alle Rezepte sind für zwei Personen gedacht. Am besten, Sie machen sich einen kleinen Speiseplan und besorgen alle Sachen vor der Fastenphase, sodass Sie nicht heißhungrig durch den Supermarkt wandern. Denn dann wird der Korb oft voller als gedacht, und darüber hinaus gern noch mit zu Kalorienreichem bestückt! Eine gute Planung hilft außerdem dabei, abwechs-lungsreich zu kochen und seine Figur zu halten, wenn man beim Wohlfühlgewicht angelangt ist.

Zum Frühstück

Die meisten Menschen essen gerne am Morgen etwas Kohlenhydrat-reiches. Kein Problem bei der ersten Mahlzeit des Tages, wenn es sich wie bei diesen Rezepten um Vollkorn-Getreideerzeugnisse handelt, die mit vitaminreichem Obst kombiniert werden. Doch es gibt auch noch weitere, proteinreichere Alternativen. Allen Rezepten gemeinsam ist, dass sie gut schmecken und wesentlich anhaltender sättigen als ein Weißmehlbrötchen mit Butter und Marmelade.

APFEL-MÜSLI

2 kleine säuerliche Äpfel (z. B. Elstar)
8 EL Haferflocken, zart
100 ml ungesüßter Mandeldrink
6 EL Wasser
1 TL Honig

1. Die Äpfel waschen, vierteln und entkernen. Das Frucht-fleisch grob raspeln und mit den Haferflocken und der Milch mischen.
2. Wasser zugeben und nach Belieben mit Honig süßen.

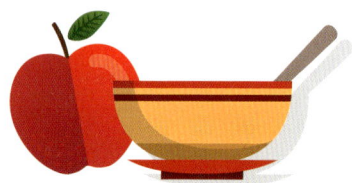

BIRCHER-MÜSLI

8 EL Haferflocken, kernig
200 ml Milch (1,5% Fett) oder
ungesüßter Mandeldrink
4 EL Naturjoghurt (1,5% Fett)
4 EL Magerquark
2 EL gehackte Haselnüsse
2 EL Sonnenblumenkerne
1 großer Apfel oder 1 große feste Birne
1 Prise Zimtpulver, ein paar Spritzer Zitrone

1. Haferflocken über Nacht in der Milch einweichen. Morgens den Brei mit Joghurt und Quark verrühren, Haselnüsse und Kerne daruntermischen.
2. Apfel waschen, ungeschält vierteln und entkernen, das Frucht-fleisch klein raspeln. Etwas Zitrone darüber träufeln und unter den Brei mischen. Mit einer Prise Zimt abschmecken.

OBSTSALAT MIT JOGHURT UND WALNÜSSEN

200 g Ananas
200 g Papaya
20 g Walnüsse
8 EL Naturjoghurt (1,5% Fett)

1. Ananas und Papaya schälen, die Papaya entkernen. Beide Früchte klein würfeln. Die Nüsse in einem Mörser grob zerstoßen.
2. Die vorbereiteten Zutaten in einer Schüssel mit dem Joghurt mischen und servieren.

PORRIDGE MIT CRANBERRIES

50 g Vollkornhaferflocken, zart
2 EL geschroteter Leinsamen
400 ml ungesüßter Mandel- oder Haferdrink
200 g Naturjoghurt (1,5 % Fett)
½ TL Zimtpulver
2 EL gehackte Mandeln
3 EL getrocknete Cranberries
80 g Papaya (oder Apfel)

1. Haferflocken und Leinsamen mit dem Mandel- oder Haferdrink in einen Topf geben und bei schwacher Hitze 2–3 Minuten köcheln lassen. Vom Herd ziehen und in eine Schüssel geben.
2. Joghurt, Zimt, Mandeln und Cranberries unter den Haferbrei rühren. Papaya schälen, würfeln, über das Porridge streuen und servieren.

BALLASTSTOFFE

Porridge ist ein Klassiker aus England. Im Gegensatz zum Müsli werden die Haferflocken gekocht und warm gegessen – ein echter Magenschmeichler am Morgen, der durch seine Ballaststoffe für eine gute Verdauung sorgt. Durch das Obst erhält Ihr Brei den geschmacklichen Pfiff und darüber hinaus eine Menge Vitamine. Die Mandeln versorgen den Körper mit Eisen und Zink und helfen dabei, sich aufs gründliche Kauen zu konzentrieren – eine der wichtigsten Verdauungshilfen. Außerdem haben Sie das Gefühl, mehr zu essen, und werden schneller satt, je langsamer und genussvoller Sie essen.

137

MAGENSCHMEICHLER-DINKELBREI

10 EL Dinkelvollkornflocken, zart
300 ml ungesüßter Dinkeldrink
2 EL Leinöl
1 TL Zimtpulver
1 Prise Bourbonvanille

1. Dinkelflocken mit dem Dinkeldrink in einen Topf geben und bei schwacher Hitze 2–3 Minuten köcheln lassen. Vom Herd ziehen und in eine Schüssel geben.
2. Wenn der Brei etwas abgekühlt ist, das Öl unterrühren und alles mit Zimt und Vanille verfeinern.

HAFERCREME FÜRS SUPPENFASTEN

8 EL Vollkornhaferflocken, zart
300 ml Wasser
100 ml ungesüßter Haferdrink
1 TL Ahornsirup oder 1 TL Zimt

1. Haferflocken mit Wasser und Haferdrink in einen Topf geben und bei schwacher Hitze 2–3 Minuten köcheln lassen.
2. Vom Herd ziehen und noch ein wenig ausquellen lassen. Dann in eine Schüssel geben und mit Ahornsirup oder Zimt verfeinern.

TIPP

Diese Hafercremesuppe ist der klassische morgendliche Einstieg beim Suppenfasten. Sie dient dazu, überschüssige Säure zu binden, und soll den Körper entgiften. Sie kann auch herzhaft zubereitet werden. Dann verwenden Sie statt Wasser und Haferdrink 400 ml Gemüsebrühe und würzen statt mit Sirup oder Zimt mit frischen Kräutern.

BUTTERMILCH-SHAKE

1 großer Apfel
1 Banane
500 g Buttermilch
2 EL Haferflocken, zart
1 Prise Zimtpulver

1. Den Apfel waschen, vierteln, entkernen und das Fruchtfleisch grob klein schneiden. Die Banane schälen und ebenfalls in Stücke schneiden.
2. Mit allen restlichen Zutaten in ein hohes Gefäß geben und mit dem Stabmixer pürieren.

MANGO-LASSI

200 g Mango
1 dünne Scheibe frischer Ingwer
200 ml Buttermilch
Limetten- oder Zitronensaft

1. Mango schälen und das Fruchtfleisch vom Stein schneiden. Den Ingwer schälen und grob schneiden.
2. Mit der Buttermilch in ein hohes Gefäß geben und mit dem Stabmixer fein pürieren. Mit Limetten- oder Zitronensaft abschmecken.

STRAMMER MAX

2 Eier (M)
1 TL Rapsöl zum Braten
2 Vollkorntoastbrote
2 EL Frischkäse
2 Scheiben Putenbrust
Salz & schwarzer Pfeffer
Schnittlauchröllchen

1. Öl in der Pfanne erhitzen, die Eier hineingleiten lassen. Salzen und pfeffern und in ca. 2 Minuten stocken lassen. Inzwischen die Brote toasten.
2. Die Toasts mit Käse bestreichen, die Putenbrust darauflegen. Die Spiegeleier darübergeben, würzen und nach Belieben mit Schnittlauchröllchen bestreuen.

TIPP

Zimt ist eine fein schmeckende Heilpflanze, die u.a. die Verdauung fördert, eine Blutzucker senkende Wirkung hat und somit die Behandlung bei Diabetes unterstützen kann. Das Gewürz gibt Müslis ebenso wie Shakes das gewisse geschmackliche Etwas.

139

CHAMPIGNON-OMELETT

300 g Champignons
6 Kirschtomaten
1 mittelgroße Zwiebel
2 Eier (M)
3–4 EL Milch
1 TL Rapsöl zum Braten
Salz & Pfeffer
Frische Kräuter nach Belieben (auch TK)

1. Die Pilze putzen und klein schneiden. Die Kirschtomaten waschen und vierteln. Die Zwiebel abziehen und klein würfeln. Die Eier mit der Milch verquirlen.

2. Das Öl in einer Pfanne erhitzen und die Zwiebel darin andünsten. Die Eiermischung dazugeben und stocken lassen. Pilze und Tomaten auf eine Hälfte streuen, salzen und pfeffern.

3. Gehackte Kräuter nach Belieben darüberstreuen. Eine Hälfte des Omeletts darüberklappen, kurz braten. Wenden und in 1 Minute fertig braten.

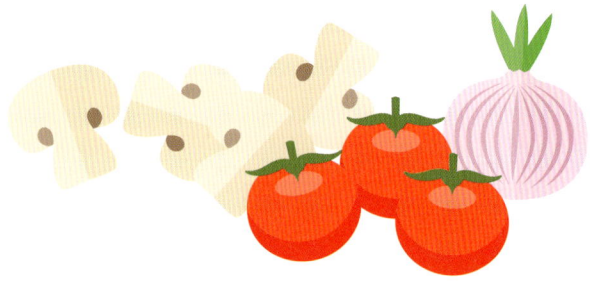

Grüne Smoothies

Sie helfen beim Entgiften und versorgen uns mit reichlich wertvollen Ballaststoffen, die wichtig für die Verdauung sind, und sekundären Pflanzenstoffen – das volle Immunschutzprogramm. Für die meisten Rezepte reicht ein normaler ordentlichen Haushaltsmixer, langfristig kann sich allerdings ein Hochleistungsmixer lohnen, da das Ergebnis dann einfach von besserer, cremigerer Konsistenz ist.

Zubereitet werden alle Smoothies gleich: Zuerst werden die Zutaten gewaschen, grob geputzt und dann mit Wasser in den Mixer gegeben. Nur beim Classic Green gibt es wegen des ganzen Salatkopfs noch eine Extra-Anweisung.

CLASSIC GREEN

300 ml Wasser
1 Romanasalatkopf ohne Strunk
2 Staudensellerie
2 Handvoll Spinat
½ Apfel
½ Birne
Saft von ½ Zitrone oder Limette
Nach Belieben Petersilie oder
Koriander mit Stängel

1. Den Mixer mit Wasser und grob zerkleinertem Romanasalat befüllen und bei niedriger Geschwindigkeit mixen.
2. Spinat, Sellerie, Apfel und die Birne hinzugeben und alles auf höchster Geschwindigkeit mixen. Zum Abschluss Kräuter und Zitronensaft untermischen.

GREEN COCO

250 g Ananas
200 g Kokosnussfleisch
250 ml Wasser oder Kokoswasser
2 große Handvoll Spinat

KIWI-APFEL-TRAUM

2 Bio-Kiwis mit Schale
1 Apfel
100 g Babyspinat
2 Salbeiblätter
1 kleines Stück frischer Ingwer
250 ml Wasser

BEEREN-SMOOTHIE

2 Handvoll Blatt- oder Romanasalat
1 Handvoll Spinat
1 Handvoll Brombeeren
1 Handvoll Himbeeren
1 Handvoll Johannisbeeren
1 kleine reife Banane
Wasser nach Belieben

GOOD-NIGHT-SMOOTHIE

je ½ Banane und Apfel
1 EL Zitronensaft
1 EL Honig
1 kleine Handvoll Spinat
200 ml Wasser

LÖWENZAHN-ANANAS-SMOOTHIE

1 Handvoll Löwenzahnblätter
2 Stangen Staudensellerie
250 g reife Ananas
1 kleine reife Banane
1 kleines Stück frischer Ingwer
Wasser nach Belieben

GO GREEN!

2 Handvoll Grünkohl
4 Stangen Staudensellerie
Fruchtfleisch von ½ Avocado
½ gelbe Paprika
3 kleine Äpfel (z. B. Elstar)
Saft einer ½ Zitrone
Wasser nach Belieben

BITTERSWEET

3 Handvoll Feldsalat
1 kleine Handvoll Spinat
1 große reife Birne
2 kleine süße Äpfel
1 kleines Stück frischer Ingwer
Saft und Abrieb einer ¼ Zitrone
1 TL Meersalz
Wasser nach Belieben

Suppen

Diese Rezepte eignen sich ideal, um an modifizierten Fastentagen durchzuhalten und für das Suppenfasten. Von der Basissuppe können Sie auch an reinen Fastentagen zwischendurch einen Teller essen, da sie keine festen Bestandteile enthält.

BASISSUPPE

1 große Zwiebel
½ Sellerieknolle
2 Möhren
2 Petersilienwurzeln
1 Stange Lauch
2 Stangen Staudensellerie
2 Lorbeerblätter
1 EL Pfefferkörner
2 EL Meersalz
3 Stängel Liebstöckel

1. Zwiebel abziehen, Sellerie schälen, beides grob würfeln. Alle anderen Gemüse putzen und in grobe Stücke schneiden.
2. Gemüse und Gewürze in einen großen Topf geben und mit 1,5 l Wasser auffüllen. Etwa 45 Minuten bei mittlerere Hitze zugedeckt köcheln lassen.
3. Die Brühe noch heiß abseihen. Dann die klare Brühe direkt in eine Thermoskanne geben und über den Tag verteilt genießen.

TIPP

Sie können die Gemüsebrühe auf Vorrat in gut ausgespülte Gläser oder Flaschen mit Schraubverschluss abfüllen, verschließen und wie Marmelade auf den Kopf stellen. So ist alles konserviert und hält sich eine ganze Weile. Oder Sie frieren Sie portionsweise ein. Die Brühe kann dann jeweils bei Bedarf für die anderen Suppen verwendet werden, wenn Sie keine Gemüsebrühe aus dem Glas nehmen möchten.

KOHLSUPPE

1 große Zwiebel
1 Knoblauchzehe
500 g Möhren
1 Staudensellerie
1 Paprikaschote
1 Bund Frühlingszwiebeln
¼ Weißkohl
2 EL Rapsöl
Salz & schwarzer Pfeffer
Paprikapulver, edelsüß
1 TL Kümmelsamen
750 ml Wasser
400 g Tomaten

1. Zwiebel und Knoblauch abziehen und klein würfeln. Möhren, Staudensellerie und Paprikaschote waschen, putzen und in Würfel schneiden. Frühlingszwiebeln putzen und in feine Ringe schneiden. Den Weißkohl putzen, den Strunk entfernen und fein schneiden.

2. Das Öl leicht erhitzen und die Zwiebeln glasig dünsten. Dann den Kohl hinzufügen, danach Möhren, Staudensellerie, Paprika, Frühlingszwiebeln und zum Schluss die Knoblauchzehen hinzugeben. Mit Salz, Pfeffer, Paprikapulver und Kümmel würzen. Mit Wasser aufgießen und zugedeckt 15–20 Minuten bei schwacher Hitze köcheln lassen. Bei Bedarf noch einmal würzen.

3. Kurz vor Garzeitende die Tomaten waschen, vierteln und für die letzten paar Minuten in die Suppe geben.

MAGISCHE KOHLSUPPE

Kohlgemüse hat einen extrem hohen Gehalt an Ballast- und Bitterstoffen, was besonders gut für die Verdauung und die Leberfunktion ist. Je nach Geschmack lässt sich diese Hauptmahlzeit mit Kräutern und Gewürzen klassisch wie oben beschrieben, aber auch mediterran oder exotisch zubereiten: Für die mediterrane Variante geben Sie einfach Zucchini und Kräuter der Provence dazu, für die asiatische Version können Sie die Suppe mit Zitronengras und Sprossen bereichern und mit Sojasoße abschmecken.

HÜHNERSUPPE MIT ZITRONENGRAS

½ Zwiebel
1 Knoblauchzehe
1 Stängel Zitronengras
1 Hähnchenbrust mit Haut
und Knochen
750 ml Gemüsebrühe
50 g Langkornreis
Salz
200 g Mini-Pak-Choi
50 g Mini-Maiskolben
50 g Zuckerschoten
1 rote Chilischote
Sojasoße

1. Zwiebel und Knoblauch abziehen und fein würfeln. Zitronengras längs aufschneiden. Hähnchenbrust waschen.
Die Brühe in einem großen Topf aufkochen. Alle vorbereiteten Zutaten dazugeben, zum Sieden bringen und zugedeckt ca. 45 Minuten bei schwacher Hitze köcheln lassen.
2. Inzwischen Reis in kochendem Salzwasser nach Packungsanweisung zubereiten. Pak-Choi putzen, waschen und je nach Größe vierteln oder achteln. Mais waschen und in Stücke schneiden. Zuckerschoten waschen und in Streifen schneiden. Chilischoten waschen, putzen und in dünne Ringe schneiden.
3. Fleisch aus der Brühe nehmen. Brühe durch ein feines Sieb gießen, aufkochen, vorbereitetes Gemüse darin ca. 10 Minuten leicht siedend garen.
4. Inzwischen Fleisch vom Knochen lösen, Haut entfernen. Fleisch in kleine Stücke zupfen, dann in die Suppe geben. Mit Sojasoße abschmecken.

145

GRÜNE SPARGELSUPPE MIT ERDBEEREN

½ Zwiebel
250 g grüner Spargel
60 g Zuckerschoten
2 EL Rapsöl zum Braten
250 ml Gemüsebrühe
3 kleine Erdbeeren
250 ml ungesüßter
Haferdrink
Salz & schwarzer Pfeffer
Nach Belieben etwas
Steviapulver
1 EL Zitronensaft
½ Beet Kresse

1. Zwiebel abziehen und klein würfeln. Spargel waschen, holzige Enden abschneiden. Spargel, bis auf 4 Spitzen (ca. 5 cm lang), in Stücke schneiden. Zuckerschoten putzen und bis auf 4 Stück klein schneiden.
2. 1 EL Öl in einem Topf erhitzen. Zwiebel darin ca. 6 Minuten andünsten. In den letzten 3 Minuten Spargel und Zuckerschoten mitdünsten. Mit Brühe ablöschen, aufkochen und zugedeckt ca. 10 Minuten bei schwacher Hitze köcheln lassen, bis Spargel und Zuckerschoten weich sind.
3. Erdbeeren waschen, putzen und halbieren. Spargelspitzen längs halbieren, übrige Zuckerschoten einmal schräg halbieren. Restliches Öl in einer Grillpfanne erhitzen und das Gemüse von beiden Seiten bei starker Hitze braten.
4. Suppe fein pürieren. Haferdrink unterrühren, Suppe mit Salz, Pfeffer, Stevia und Zitronensaft abschmecken. Suppe anrichten, mit Gemüse, Erdbeeren und Kresse garnieren.

INGWER

Ingwer hat einen angenehm scharfen Geschmack, der besonders asiatischen Gerichten, aber auch Smoothies (siehe Rezepte) eine besondere Note verleiht. Außerdem ist die Knolle gut für die Gesundheit. So werden ihr entschlackende, die Fettverdauung unterstützende, magenstärkende, appetit- und kreislaufanregende Wirkungen zugeschrieben. Sie enthält Vitamin C sowie die wichtigen Mineralstoffe Magnesium, Eisen, Kalzium, Kalium, Natrium und Phosphor.

BROKKOLISUPPE MIT FLUSSKREBSEN

½ Zwiebel
Brokkoli (ca. 600 g)
1 TL Rapsöl zum Braten
250 ml Gemüsebrühe
250 ml ungesüßter Haferdrink
Salz & schwarzer Pfeffer
1 TL Zitronensaft
½ Beet Kresse
200 g gegarte Flusskrebsschwänze

1. Zwiebel abziehen und klein würfeln. Brokkoli waschen, putzen und in Röschen teilen. Öl erhitzen und Zwiebel darin andünsten. Mit Brühe und Haferdrink ablöschen und zugedeckt ca. 10 Minuten bei schwacher Hitze köcheln lassen.
2. Suppe fein pürieren und mit Salz, Pfeffer und Zitronensaft abschmecken. Die Flusskrebse kalt abspülen und abtropfen lassen. Unter die Suppe rühren und kurz durchziehen lassen. Mit Kresse garnieren.

KAROTTEN-ORANGEN-SUPPE

2 Möhren
1 Stück Ingwer (ca. 10 g)
½ große Zwiebel
1 rote Chilischote
1 EL Rapsöl zum Braten
100 ml Orangensaft
500 ml Gemüsebrühe
4 Stängel Koriander
50 g Sojadrink
Salz & schwarzer Pfeffer

1. Möhren waschen, putzen und in Stücke schneiden. Ingwer schälen und klein würfeln. Zwiebel abziehen und ebenfalls klein würfeln. Chili putzen, der Länge nach aufschneiden, entkernen, waschen und klein hacken.
2. Öl in einem großen Topf erhitzen. Ingwer und Zwiebel darin andünsten. Möhren und ca. die Hälfte des Chilis zugeben, kurz mitdünsten. Mit Orangensaft und Brühe ablöschen, aufkochen. Zugedeckt ca. 30 Minuten bei schwacher Hitze köcheln lassen.
3. Koriander waschen, trocken schütteln. Blätter abzupfen und fein hacken. Mit restlicher Chili mischen. Suppe fein pürieren und den Sojadrink unterrühren. Abschmecken und mit der Koriander-Chilimischung bestreuen.

147

KALTE GURKENSUPPE MIT ZWIEBELBRÖTCHEN

1 große Salatgurke
100 ml Kefir
Salz
je 1 Spritzer Tabasco und Zitronensaft
1 Zwiebelbrötchen
1 Knoblauchzehe
1 EL Olivenöl
½ Beet Kresse

1. Gurke waschen. Ein ca. 5 cm großes Stück zur Seite legen. Restliche Gurke in grobe Stücke schneiden und pürieren. Mit dem Kefir verrühren und mit Salz, Tabasco und Zitronensaft abschmecken. Gurkensuppe kaltstellen.
2. Brötchen in 5 mm dicke Scheiben schneiden. Knoblauch in dünne Scheiben schneiden. Öl in einer Pfanne erhitzen. Brotscheiben und Knoblauch darin unter Wenden goldbraun rösten.
3. Restliches Gurkenstück würfeln. Kresse vom Beet schneiden. Suppe in Schalen füllen, Brotscheiben auflegen und mit Kresse und Gurkenwürfeln bestreuen.

KRÄUTERSCHAUMSUPPE MIT RÄUCHERLACHS

1 Kartoffel
2 Möhren
400 ml Gemüsebrühe
¼ Bund Schnittlauch
je 4 Stiele Petersilie und Kerbel
Salz & schwarzer Pfeffer
5 EL Soja- oder Haferdrink
2 Scheiben Räucherlachs

1. Kartoffel schälen, Möhren waschen und beide Gemüse in Würfel schneiden. Gemüsebrühe in einem Topf aufkochen. Gemüse dazugeben, erneut aufkochen und zugedeckt ca. 15 Minuten bei schwacher Hitze köcheln lassen.
2. Kräuter waschen, trocken schütteln. Ein paar Stiele vom Schnittlauch beiseitelegen, den Rest in Röllchen schneiden. Petersilien- und Kerbelblättchen von den Stielen zupfen und hacken.
3. Kräuter zur Brühe geben und alles mit dem Pürierstab fein pürieren. Mit Salz und Pfeffer abschmecken. Sojadrink aufkochen und mit einem Schneebesen schaumig rühren.
4. Lachs in Streifen schneiden. Suppe anrichten und Sojaschaum vorsichtig dazugeben. Mit dem Lachs und Schnittlauchstielen garnieren.

GEMÜSE-CURRY-EINTOPF

1 Zwiebel
Salz & Pfeffer
2 Möhren
100 g grüne Bohnen
½ Blumenkohl
1 EL Rapsöl zum Braten
200 g rote Linsen
100 g TK-Erbsen
2 frische grüne Chilis
1 kleines Stück frischer
Ingwer
300 ml Wasser
2 EL Currypulver
½ Dose ungesüßte
Kokosmilch (200 ml)
150 g Ananas
50 g ungesalzene
Cashewkerne

1. Zwiebel abziehen und fein würfeln, Gemüse waschen, putzen und klein schneiden. Öl in einem großen Topf erhitzen, Zwiebeln und Linsen kurz andünsten. Dann das restliche Gemüse und die Erbsen dazugeben.

2. Chilis waschen, längs aufschneiden, entkernen und in feine Streifen schneiden. Ingwer schälen und fein hacken. Beides zusammen mit dem Currypulver in den Topf geben. Dann mit Wasser und Kokosmilch ablöschen und zugedeckt ca. 15 Minuten bei schwacher Hitze köcheln lassen.

3. Das Ananasstück schälen und in Stücke schneiden, Cashewkerne grob hacken. Beides unter den Eintopf rühren und kurz mit erwärmen. Mit Salz und Pfeffer abschmecken.

TIPP

Die restliche Hälfte der Kokosmilch können Sie beispielsweise für die Kokossuppe mit Hähnchen verwenden, die restliche Ananas für den Green-Coco-Smoothie oder den Obstsalat mit Joghurt und Walnüssen.

KOKOSSUPPE MIT HÄHNCHEN

2 Frühlingszwiebeln
150 g kleine Egerlinge
1 Stück frischer Ingwer (ca. 10 g)
2 Kaffirlimettenblätter (ersatzweise
3 EL Limettensaft)
2 Hähnchenfilets (à ca. 150 g)
Salz & schwarzer Pfeffer
1 TL Rapsöl zum Braten
¼ TL Chiliflocken
½ Dose ungesüßte Kokosmilch (200 ml)
400 ml Gemüsebrühe
1 EL Bio-Sojasoße

1. Frühlingszwiebeln putzen, waschen und in feine Ringe schneiden. Pilze putzen und halbieren. Ingwer schälen und fein würfeln. Limettenblätter waschen. Fleisch waschen, trocken tupfen, würfeln und mit Salz und Pfeffer würzen.

2. Öl in einem großen Topf erhitzen. Pilze, Frühlingszwiebeln und Chiliflocken darin unter Rühren 2–3 Minuten anbraten. Fleisch, Kokosmilch, 400 ml Gemüsebrühe, Limettenblätter sowie Ingwer zugeben und aufkochen.

3. Alles zugedeckt 10–12 Minuten bei schwacher Hitze köcheln lassen. Suppe mit Sojasoße, Salz und Pfeffer abschmecken.

KALTE TOMATENSUPPE

1 kg reife Tomaten
2 Bund Petersilie, plus einige Blättchen zum Garnieren
Salz & Pfeffer

1. Tomaten waschen und 2 davon zur Seite legen. Alle anderen zusammen mit Petersilie, etwas Salz und Pfeffer pürieren.

2. Die restlichen Tomaten in kleine Würfel schneiden, auf die Teller verteilen und mit pürierter Suppe übergießen. Mit ein paar Petersilienblättchen dekorieren.

EIERFLAUMSUPPE

500 ml Gemüsebrühe
2 Eier
2 EL gehackte Petersilie
1 Prise Muskat
Salz

1. Die Gemüsebrühe zum Kochen bringen. Die Eier in einer Schale verquirlen und die Petersilie untermischen.

2. Die Mischung unter die köchelnde Brühe rühren, einmal aufwallen lassen, vom Herd nehmen. Mit Muskat und Salz abschmecken und sofort servieren.

Gemüse & Salate

In diesen Gerichten stecken jede Menge pflanzliche Ballaststoffe und sekundäre Pflanzenstoffe. Ideal, um lang anhaltend satt zu werden. Achten Sie hier besonders auf frische, regionale (Bio-) Produkte, um in den vollen Genuss der wertvollen Inhaltsstoffe zu gelangen.

FELDSALAT MIT ZIEGENFRISCHKÄSE, SPECK UND JOGHURTDRESSING

150 g Feldsalat
50 g Ziegenfrischkäse
Zitronensaft
1 TL Olivenöl
2 EL Joghurt (3,8% Fett)
Salz & schwarzer Pfeffer
2 Streifen Frühstücksspeck

1. Den Feldsalat waschen, putzen, trocken schleudern und in eine Schüssel geben. Für das Dressing in einer Schüssel den Frischkäse, Zitronensaft, Öl und Joghurt verrühren. Mit Salz und Pfeffer würzen. Den Frühstücksspeck fein würfeln.
2. Das Dressing über den Salat geben und alles mit den Baconwürfeln bestreuen.

ZUCCHINISALAT MIT PINIENKERNEN UND PARMESAN

2 kleine Zucchini (ca. à 200 g)
1 EL Rapsöl zum Braten
2 EL Balsamico Essig
Salz & schwarzer Pfeffer
Stevia oder etwas Honig zum Süßen
2 EL Olivenöl
20 g Pinienkerne
½ Kopf Radicchio
6 Stängel Basilikum
20 g gehobelter Parmesankäse

1. Zucchini waschen und putzen. Längs in 2–3 mm dünne Scheiben schneiden. Eine Grillpfanne erhitzen und mit dem Rapsöl auspinseln. Zucchinischeiben portionsweise unter Wenden ca. 4 Minuten braten und auf einen großen Teller legen.
2. Für das Dressing Essig, Salz, Pfeffer und Stevia bzw. Honig verrühren. Olivenöl unterschlagen. Zucchini mit dem Dressing beträufeln und 15–20 Minuten ziehen lassen.
3. Pinienkerne in einer Pfanne ohne Fett rösten, herausnehmen und beiseitestellen. Radicchio putzen, waschen und gut abtropfen lassen. Blätter in große Stücke zupfen. Basilikum waschen, trocken schütteln und abzupfen. Einige Blättchen zum Garnieren beiseitestellen. Die übrigen Blättchen fein schneiden.
4. Radicchio und Basilikum auf Teller verteilen. Die Zucchinischeiben darauf anrichten. Salat mit Pinienkernen, Parmesanspänen und Basilikum bestreuen. Dazu schmeckt frisches Dinkelbaguette.

KARTOFFELN MIT KRÄUTERQUARK

500 g festkochende Kartoffeln
Salz
je 1 Bund Petersilie, Kerbel und Dill
(oder gemischte Kräuter TK)
1 kleine Knoblauchzehe
1 kleine Zwiebel
200 g Magerquark
1 EL Olivenöl
Saft von ½ Zitrone
Nach Belieben etwas Stevia zum Süßen
½ Beet Kresse

1. Kartoffeln waschen und in kochendem Salzwasser 20–25 Minuten garen. Abgießen, ausdampfen lassen und pellen.
2. Kräuter waschen, trocken schütteln. Blätter bzw. Spitzen abzupfen, einige davon beiseitestellen, den Rest fein hacken. Knoblauch und Zwiebel abziehen und fein hacken.
3. In einer Schüssel Quark, Olivenöl, Zitronensaft, Kräuter, Zwiebel und Knoblauch verrühren. Mit Salz, Pfeffer und Stevia abschmecken. Kartoffeln mit Kräuterquark anrichten. Kresse vom Beet schneiden und die Kartoffeln mit Kresse und Kräutern garnieren.

GESUND SÜSSEN

Stevia wird auch Honigkraut genannt, stammt aus Südamerika und schmeckt von Natur aus extrem süß. Im Vergleich zu unserem heimischen Rübenzucker ist die Stevia-Pflanze 30-mal süßer. Dabei enthält sie weder Kalorien noch beeinflusst sie den Blutzuckerspiegel. Wählen Sie aber auf jeden Fall die natürliche Variante, nämlich entweder die getrocknete oder pulverisierte Pflanze (ideal für Tees, Limonaden und Smoothies) oder einen natürlichen Stevia-Extrakt aus dem ganzen Blatt der Pflanze.

153

SPITZKOHLSALAT MIT KAPERN-DRESSING

1 Spitzkohl
1 l Wasser
½ Bund Radieschen
1 EL Kapern (aus dem Glas)
3 Stängel Koriander
½ Zwiebel
150 g Vollmilchjoghurt
2 EL Milch
Salz & schwarzer Pfeffer
Nach Belieben etwas Steviapulver

1. Den Spitzkohl waschen, putzen, den Strunk entfernen und längs in je 1 cm dicke 8–10 Scheiben schneiden. Wasser in einem großen Topf aufkochen. Spitzkohlscheiben in 3 Portionen in ca. 4 Minuten blanchieren, mit einer Schaumkelle herausheben und warm halten.
2. Radieschen putzen, waschen und klein würfeln. Kapern halbieren. Koriander waschen und trocken schütteln. Blättchen abzupfen und fein hacken. Zwiebel abziehen und klein würfeln.
3. In einer Schüssel den Joghurt mit Milch verrühren. Koriander, Radieschen, Kapern und Zwiebel unterrühren. Mit Salz, Pfeffer und Stevia abschmecken.
4. Pro Portion ca. 4 Spitzkohlscheiben anrichten, Radieschen-Dressing darüberträufeln und gleich servieren.

GEMÜSESALAT MIT SCHAFSKÄSE

1 rote Paprika
1 Zucchini
1 rote Zwiebel
1 Knoblauchzehe
Salz & Pfeffer
1 EL Olivenöl
200 Gramm Feta
1 TL getr. Thymian
EL Zitronensaft

1. Paprika und Zucchini waschen, putzen und sehr klein schneiden. Zwiebel und Knoblauch abziehen und klein würfeln. Mit Salz, und Pfeffer würzen und das Olivenöl untermischen.
2. Schafkäse zerbröseln, mit Thymian und dem Gemüse mischen und mit Zitronensaft beträufeln. Den Salat ca. 1 Stunde durchziehen lassen.

TIPP

Kräuter sorgen für köstliche Aromen und sind ganz nebenbei auch noch sehr gesund. Viele haben eine zellschützende und darmanregende Wirkung. Holen Sie sich die Küchenhelfer am besten frisch im Topf nach Hause auf die Küchenfensterbank.

GEMÜSE-TOFU

200 g Tofu
200 g Räuchertofu
1 TL Rapsöl zum Braten
4-5 EL Sojajoghurt
1 Frühlingszwiebel
1 Knolle Fenchel
1 rote Paprikaschote
1 Knoblauchzehe
Kurkuma, Kreuzkümmel, Paprika (edelsüß)
Salz & Pfeffer
Petersilie oder Koriander

1. Den Tofu zerbröseln und im Öl goldbraun braten. Inzwischen den Fenchel und die Paprikaschote waschen, putzen und klein schneiden.
2. Die Frühlingszwiebel in Ringe schneiden. Das Gemüse zum Tofu in die Pfanne geben und kurz mitbraten.
3. Pfanne vom Herd ziehen und den Joghurt unterrühren. Mit den Gewürzen sowie Salz und Pfeffer abschmecken. Die Kräuter abzupfen, klein hacken und darüberstreuen.

SAUERKRAUTSALAT MIT PAPRIKA UND ANANAS

1 kleine rote Paprikaschote
½ Bund glatte Petersilie
½ Beutel rohes Sauerkraut (300 ml)
¼ Ananas
1 TL natives Rapsöl
Pfeffer
Steviapulver

1. Paprikaschote putzen, waschen und in kurze Streifen schneiden. Petersilie waschen, trocken schütteln, Blättchen von den Stielen zupfen und fein hacken. Sauerkraut in einem Sieb abtropfen lassen.

2. Ananas schälen, halbieren, vierteln und den Strunk abschneiden. Das Fruchtfleisch in Stücke schneiden, den Saft dabei auffangen. In einer großen Schüssel Sauerkraut, Ananasstücke und -saft, Paprikastücke, Petersilie und Öl mischen. Mit Pfeffer und Stevia abschmecken, etwa 20 Minuten durchziehen lassen. Nochmals abschmecken und servieren.

TIPP

Sie können auch Sauerkraut aus der Dose vewenden. Besser schmeckt jedoch Sauerkraut vom Fass, das es auf Wochenmärkten gibt. In disem Fall sind auch die Milchsäurebakterien und Vitamine noch erhalten. Wenn Sie das Kraut roh nicht gut vertragen, dünsten Sie es einfach kurz an.

ERBSEN-PAPRIKA-FRITTATA

100 g TK-Erbsen
125 g TK Garnelen (ohne Kopf und Schale)
1 kleine rote Paprikaschote (ca. 200 g)
1 kleiner Bund Dill
3 Eier (Größe M)
50 ml Milch
Salz & schwarzer Pfeffer
Rapsöl zum Einfetten

1. Erbsen und Garnelen auftauen lassen. Paprikaschote putzen, waschen, vierteln und in Streifen schneiden. Dill waschen, trocken schütteln, Spitzen abzupfen und fein hacken. Den Ofen auf 200° (Umluft: 170°) vorheizen.
2. In einer Schüssel Eier, Dill und Milch verquirlen. Mit Salz und Pfeffer würzen. Mit Garnelen und Erbsen mischen.
3. Ein tiefes Blech einölen und die Eiermischung hineinfüllen. Die Frittata im Ofen (Mitte) in ca. 35 Minuten garen. Dazu schmeckt ein grüner Salat.

RATATOUILLE

je 1 gelbe, grüne und rote Paprikaschote
2 Zucchini (400 g)
1 Aubergine
1 Knoblauchzehe
2 Stängel Thymian
1 Stängel Rosmarin
1 EL Rapsöl zum Braten
1 Dose ganze Tomaten
Salz & Pfeffer
2 EL schwarze Oliven mit Stein (Kalamata)

1. Paprikaschoten putzen, waschen und in Stücke schneiden. Zucchini waschen, putzen und in Scheiben schneiden. Aubergine putzen, waschen und würfeln. Knoblauch abziehen und halbieren. Kräuter waschen, trocken schütteln und Blättchen bzw. Nadeln abzupfen.
2. Öl in einem großen Topf erhitzen. Auberginenwürfel darin ca. 5 Minuten unter Rühren anbraten, Zucchini hinzufügen und 2 Minuten weiterbraten, dann die Paprikaschoten und die Kräuter unterrühren. Nach weiteren 2 Minuten die Tomaten zugeben und alles bei schwacher Hitze ca. 7 Minuten bissfest garen.
3. Mit Salz und Pfeffer würzen und die Oliven zugeben. Nochmals ca. 1 Minute köcheln lassen und erneut abschmecken.

OFEN-CHICORÉE IN TOMATENSOSSE

2 Frühlingszwiebeln
4 Chicoréestauden
(à ca. 150 g)
2 EL Rapsöl
Salz
100 g gekochte
Schinkenwürfel
1 Dose Pizzatomaten
Pfeffer
Nach Belieben Steviapulver
100 g Parmesan
100 g Hüttenkäse
(0,8 % Fett)

1. Frühlingszwiebeln putzen, waschen und in Ringe schneiden, einen Teil davon beiseitestellen. Chicorée putzen, waschen, längs halbieren und Strunk herausschneiden. Öl in einer Pfanne erhitzen. Chicoréehälften darin ca. 2 Minuten unter Wenden anbraten. Mit Salz würzen und herausnehmen. Den Ofen auf 225° (Umluft: 200°) vorheizen.

2. Schinkenwürfel kurz anbraten und 2 EL zum Garnieren herausnehmen. Zwiebelringe dazugeben und ca. 2 Minuten andünsten. Tomaten unterrühren, aufkochen und ca. 5 Minuten bei mittlerer Hitze unter Rühren köcheln. Mit Salz, Pfeffer und Stevia abschmecken.

3. Parmesan hobeln und mit dem Hüttenkäse mischen. Tomatensoße in eine flache Auflaufform gießen. Chicoréehälften einlegen, den Käse darüberstreuen. Im Backofen (Mitte) 10–15 Minuten überbacken. Mit den Frühlingszwiebeln und Schinkenwürfeln bestreuen und servieren.

BITTERSTOFFE

Bitterstoffe haben eine unterstützende Wirkung für die Verdauung: Sie regen die Gallenblase und die Bauchspeicheldrüse an. Beide Drüsen sind für die Produktion wichtiger Hormone und Enzyme zuständig, die es erst möglich machen, Stoffe aus der Nahrung aufzunehmen. Bitterstoffe sollen zudem blutzuckersenkend und schmerzstillend wirken. Chicoree, der reichlich Bitterstoffe enthält, ist außerdem reich an Vitaminen sowie Mineralstoffen und hat wenige Kalorien.

Cavelius, Anna: *Das Fastenbuch. Die besten Fastenkuren für jeden Typ.* Systemed 2014

Cavelius, Anna: *Vegan Detoxfasten.* Systemed 2016

De Smedt, Marc: *Das kleine Übungsheft: Meditationen für jeden Tag.* Trinity 2012

Höfler, Heike: *Atem-Entspannung.* Trias 2015

Lange, Elisabeth: *5:2-Diät. 2 Tage Diät sind genug.* GU 2014

Ludwig, Bernhard: *Die-»Morgen darf ich essen was ich will«-Diät.* GU 2012

Lützner, Hellmut; Million, Helmut: *Richtig essen nach dem Fasten.* GU 2015

Milojevic, Laura: *Achtsam essen und genießen.* Scorpio 2016

Mosley, Michael Dr.; Spencer, Mimi: *The Fast Diet – das Original: 5 Tage essen, 2 Tage fasten.* Goldmann 2014

Pape, Detlef Dr. med et al.: *Schlank im Schlaf. Das Basisbuch.* GU 2014

Rinzler, Lodro: *Sitzen wie ein Buddha. Meditation für Anfänger.* Scorpio 2014

Rosenbaum-Redden, Gabriele: *Die besten Smoothies.* Bassermann 2015

Schneider, Maren: *Crashkurs Meditation (mit Audio-CD).* GU 2012

Schulte, Adrian Dr. med.: *Alles Scheiße!? Wenn der Darm zum Problem wird. Die Ursachen verstehen und richtig reagieren.* Scorpio 2016

Thalmann, Yves-Alexandre: *Das kleine Übungsheft: Endlich frei von Schuldgefühlen.* Trinity 2012

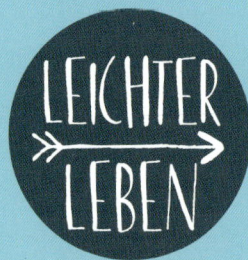
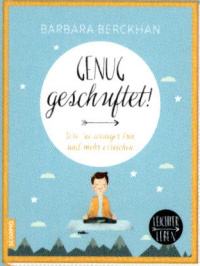
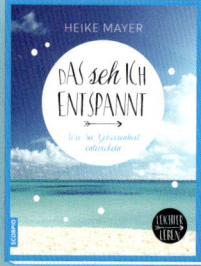
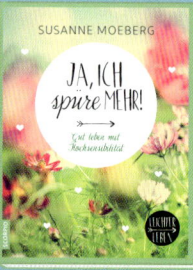
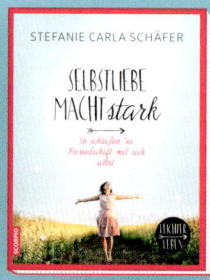
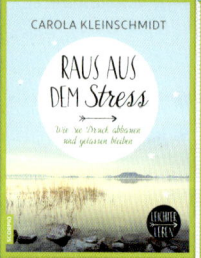
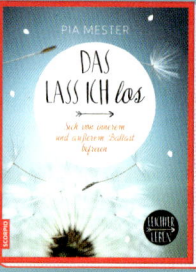
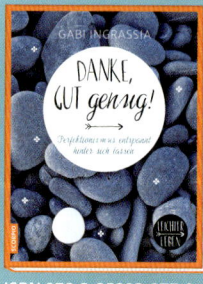
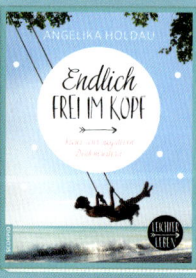
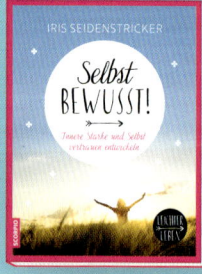
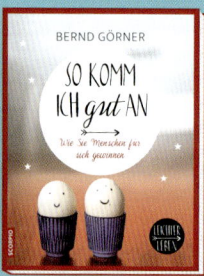
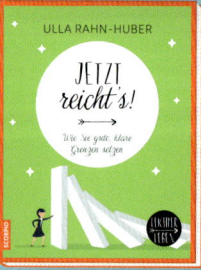
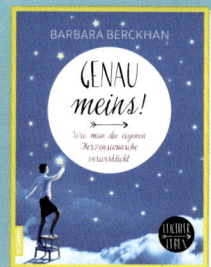
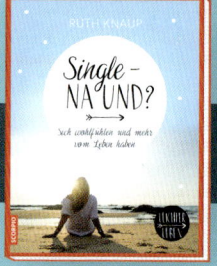
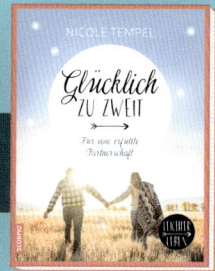